U0310423

Therapeutic Guidelines：**Dermatology**

治疗指南：**皮肤病分册**

（原著第4版）

（澳大利亚）治疗指南有限公司　组织编写
Therapeutic Guidelines Limited

马　蕾　白倩倩　谭元菊　译

化学工业出版社

·北京·

Therapeutic Guidelines: Dermatology，Version 4/by Therapeutic Guidelines Limited

ISBN 978-0-9925272-3-5

北京市版权局著作权合同登记号：01-2015-7955

图书在版编目（CIP）数据

治疗指南.皮肤病分册/澳大利亚治疗指南有限公司组织编写；马蕾，白倩倩，谭元菊译.—北京：化学工业出版社，2018.8
书名原文：Therapeutic Guidelines: Dermatology
ISBN 978-7-122-32334-7

Ⅰ.①治… Ⅱ.①澳… ②马… ③白… ④谭… Ⅲ.①常见病-治疗 ②皮肤病-治疗 Ⅳ.①R45

中国版本图书馆CIP数据核字（2018）第123794号

责任编辑：邱飞婵 杨燕玲 王金生 梁静丽 张文虎
责任校对：王 静
装帧设计：关 飞

出版发行：化学工业出版社（北京市东城区青年湖南街13号
邮政编码100011）
印 刷：北京京华铭诚工贸有限公司
装 订：北京瑞隆泰达装订有限公司
787mm×1092mm 1/32 印张8 字数235千字
2018年10月北京第2版第1次印刷

购书咨询：010-64518888（传真：010-64519686）
售后服务：010-64518899
网 址：http://www.cip.com.cn
凡购买本书，如有缺损质量问题，本社销售中心负责调换。

定 价：42.00元 版权所有 违者必究

译者的话

合理用药是临床工作的永恒主题。推进合理用药除需要理论共识和法规引导外,还要有技术的支持。虽然临床医学和药学有很多可参考的资料,但在具体的临床诊疗实践、医疗质量管理、成本效益分析及医疗保险管理等工作中,各种治疗指南/用药指南有其独特作用,所以世界各国对此均很重视。国家卫生计生委专门公布了抗菌药物临床应用指导原则,其他由学会或卫生行政等部门发表的各种指南也日益增多。

在治疗指南领域,澳大利亚的《治疗指南》系列有重要影响。该指南已有近40年的历史,覆盖抗生素、心血管、消化、呼吸、内分泌、神经内科和皮肤病等10多个学科(指南中涉及与之相关的内容均以分册书名表示)。《治疗指南》丛书由澳大利亚治疗指南有限公司(Therapeutic Guidelines Limited,TGL)组织编写发行。该公司是非营利的,独立于政府和官方机构,并不接受制药企业的任何赞助和广告,以避免影响其独立性和公正性。该公司多年来已形成完整的编写体系,如选题策划、编写组建立、编写规范、专家审核、信息反馈与修订完善等。由于其公正科学、学科覆盖宽、连续性好(《抗生素分册》已发行15版)、更新较快等特点,对澳大利亚的合理用药起到重要推动作用。其中,《抗生素分册》(第10版)中译本于2000年在中国出版,2006年,化学工业出版社引进并出版了丛书的全部10个分册,得到国内临床界好评。为全面了解国外经验,我们将TGL最新版本的治疗指南翻译成《治疗指南》丛书(共14个分册)出版。

治疗指南的目的是为医生提供可信度高的及公正的信息,指南并不要求医生该做或不能做什么,只是为医生提供一套可选择的基本治疗方案。在临床处理复杂情况时,本指南仅供参考。同时，任何治疗指南都有很强的地域性，如抗生素使用与耐药情况、剂量和用法、药品价格、药品质量以至药品管理法规都可能有很大差异，因此本丛书的指导原则和具体用法仅供参考，临床工作中必须结合我国和本地区具体情况恰当应用。

感谢澳大利亚治疗指南有限公司对中译本顺利出版的大力支持与合作。对参与本丛书翻译、审校、出版和发行的所有专家和朋友致以诚挚的感谢。

李大魁

2017 年 8 月

治疗指南有限公司资源

完整电子版治疗指南（*eTG complete*）

完整电子版治疗指南（*eTG complete*）是治疗指南有限公司的核心产品，专为使用计算机或移动设备的人群设计。通过在线网络、CD 或者下载获得的 *eTG complete* 包括治疗指南有限公司出版的所有指南的最新版本、相关文献、其他独立信息的链接以及可供下载的 PDF 格式的精选内容。

迷你版治疗指南（*miniTG*）

迷你版治疗指南（*miniTG*）是 *eTG complete* 的离线版本，可在移动设备上使用。

纸质版治疗指南

治疗指南：疼痛分册

治疗指南：抗生素分册

治疗指南：心血管病分册

治疗指南：皮肤病分册

治疗指南：内分泌分册

治疗指南：胃肠病分册

治疗指南：神经病分册

治疗指南：口腔疾病分册

治疗指南：姑息治疗分册

治疗指南：精神病分册

治疗指南：呼吸病分册

治疗指南：风湿病学分册

治疗指南：毒理学与野外急救分册

治疗指南：溃疡与创面管理分册

管理指南：发育障碍分册

专家组

Dr Niyati Sharma
Dermatology Registrar, Department of Dermatology, Western
Hospital, Melbourne, Victoria

Dr Alan Watson
Dermatologist, Department of Dermatology, Royal Newcastle Centre,
Newcastle, New South Wales

Dr Leona Yip
Consultant Dermatologist, Woden Dermatology, Canberra, Australian
Capital Territory
Honorary Visiting Medical Officer, St Vincent's Hospital, Melbourne,
Victoria

专家组成员已对利益冲突发表声明，该声明与治疗指南有限公司政策一致。欲获得更多信息可登录网站：www.tg.org.au。

致谢

专家组感谢对本指南的手稿做出贡献的各位同事，特别是：

Emeritus Professor Ken Ilett
Pharmacology and Anaesthesiology Unit, School of Medicine
and Pharmacology, The University of Western Australia, Crawley,
Western Australia

Ms Tamara Lebedevs
Senior Pharmacist and Antimicrobial Stewardship Pharmacist,
Women and Newborn Health Service, King Edward Memorial
Hospital, Perth, Western Australia

上述专家已对利益冲突发表声明，该声明与治疗指南有限公司政策一致。欲获得更多信息可登录网站：www.tg.org.au。

之前版本为此次修订版本的基础，专家组感谢为之前版本做出工作的同事：

CS Baker, A Chamberlain, J English, G Goodman, M Jeyasingham, J Johnstone, T Korman, D Looke, ML Mashford, R Marks, J Marley, H McPherson, J Muir, C Quirk, C Reid, A Rose, R Sinclair, M Stevens, K Stewart, B Suen, J Sullivan, V Wallroth, W Weightman, W Weninger, M Whitton, P Wilson, S Zagarella.

治疗指南的评价网和其他医疗保健专业人士在临床实践中使用本指南时提供了宝贵的反馈意见。 Dr Susie Rogers 特别感谢 Dr Leith-Annede（治疗指南的编辑主任）和Jo Wishart女士（治疗指南的出版官员）提供的帮助。

从《治疗指南：抗生素（第15版）》中转用的内容

"昆虫和螨虫性皮肤病"章节的一些内容转自《治疗指南：抗生素（第15版）》(2015年3月发行)，未经改动。

这些内容是：

- 疥疮；
- 体虱；
- 头虱；
- 阴虱；
- 皮肤幼虫移行症。

治疗指南：抗生素（第15版）专家组（B）起草上述内容，专家组成员名单列于治疗指南官网上（www.tg.org.au）。

认可机构

认可和支持治疗指南出版的全部机构和组织的名录列于官网上（www.tg.org.au；见"Productionprocess"）。在出版之时，得到了下列机构的认可：

澳大利亚皮肤科医学院

澳大利亚临床与实验药理学和毒理学协会❶

澳大利亚执业护士学院

澳大利亚农村与边远地区医学院

研究生医学教育委员会联盟

CRANA*plus*

NPS MedicineWise

澳大利亚医院药师学会

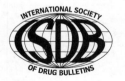

---

❶ 澳大利亚临床与实验药理学和毒理学协会认可治疗指南所使用的流程。

关键信息

独立性

治疗指南有限公司(TGL)是一家独立的非营利性组织。其独立性的关键点是：

• 资金自足；基金只来源于TGL产品的销售，未从政府和商业机构，包括药物企业接受任何款项；

• 对公司董事、成员、职员，专家组成员和外部审稿者实行严格的利益冲突政策。

通过认真的成员筛选使专家组成员的利益冲突最小化。任何其他遗留的冲突均在指南的发展过程中通过与TGL的利益冲突政策（见TGL官网www.tg.org.au）的协调得到澄清和管理。

编写过程

指南的编写出版过程见TGL网站（www.tg.org.au）。

药物剂量的使用法则

指南中的药物剂量法则通常适用于常规身材的非妊娠期成人，对某些患者适用于调高或调低一点剂量。儿童的剂量描述并未在新生儿中做适用性评价，如果用于新生儿，应该只是用于足月的新生儿，除非有特殊的说明。

当有多于一种的用药法则时，按排列顺序选择用药(即1一线用药物、2为二线用药物)。当同样适用的药物并列时，会用同样的数字标记。

参考文献

*eTG complete*给出了参考文献，纸质版限于篇幅，未给出参考文献。对于不能进入*eTG complete*的读者，可登录TGL

网站（www.tg.org.au），在 *eTG complete* 的示范版本中查阅所有文献。

评价与反馈

欢迎读者通过邮件（feedback@tg.org.au）对本指南的内容或形式提出宝贵意见。

免责声明

本指南是患者管理的通用基础，但是在某些病例和特殊的环境中调整治疗是十分合理的。临床实践中的复杂性要求使用者在基于使用指南中提供的治疗时需要了解个体的临床情况和发挥独立的专业判断力，特别是在复杂的情况下，指南上的内容不能替代专业医生的建议。

本指南没有提供全面的药物信息，处方时应该考虑药物在每个患者中的利弊，同时考虑药物的不良反应、禁忌证和可能存在的药物相互作用和其他药物特性。

TGL董事会成员

目 录

表格、框和图

表格

框

图

第1章

痤疮

痤疮是一种具有遗传背景的毛囊皮脂腺单位的慢性炎症性皮肤病，常见于青少年及青年人群，其中男性更为严重。青春早期为初始发病的高峰期，男性患者常在二十几岁逐渐缓解。女性患者可能比男性患者持续时间更久，可持续至30～40岁。痤疮只在雄性激素存在的情况下才会发生，其发病通常是由于毛囊皮脂腺单位对循环雄性激素的敏感性增加，很少是由雄性激素的水平所引起。痤疮的皮肤病变包括：

- 因雄激素作用而诱发的毛囊皮脂腺单位中皮脂产生过多；
- 毛囊皮脂腺导管的过角化，伴随角栓的形成；
- 痤疮丙酸杆菌的大量产生；
- 产生炎症反应。

皮损好发于面部、颈部、胸部、肩部以及上背部（皮脂腺分布最为旺盛的部位）。粉刺［闭口的粉刺；开放的（黑头）或闭合的（白头）］、脓疱和丘疹是明确诊断所具备的皮损。如果患者仅有脓疱而无粉刺，很有可能不是痤疮——取组织做培养，重新考虑诊断。

痤疮可能会与其他皮肤病混淆，最易混淆的是毛囊炎（见第93页）。毛囊炎是由细菌或糠秕孢子菌引起。婴幼儿发生于面颊部的毛发角化症（见第142页）也可能被误诊为痤疮。粟丘疹、痱子以及新生儿头部脓疱病常易误诊为婴儿痤疮。

痤疮是一种慢性疾病，临床工作者需要去管理患者对治疗的期望值。痤疮可以对患者的情感和社交产生深刻的负面影响（见第3页）。

1.1 痤疮的分类

根据痤疮损害的形态、侵犯的范围和对生活质量的影响程度，对其严重性进行分类。

· 轻度痤疮患者：有一些粉刺和丘脓疱疹，没有瘢痕——损害常局限于额、鼻和下颏部位（颜面T区部位）；

· 中度痤疮患者：大量的丘脓疱疹和粉刺，伴有一些结节性损害，但没有瘢痕形成——损害侵犯面部的广泛区域，有时侵及躯干部；

· 严重痤疮患者：伴有结节、囊肿和瘢痕形成——损害可局限于面部，但也常侵及躯干部。

痤疮被分为非炎症性皮肤损害（开放性粉刺和闭合性粉刺）、炎症性皮肤损害（脓疱、红色丘疹、结节和囊肿）或消退后遗留的损害（斑片及瘢痕）。

1.2 **青春期痤疮和成人痤疮**

1.2.1 初始评价和大体的判断

对一例痤疮患者的初始评估包括判断其病情是否：

· 属于轻度、中度、重度（见上文）；

· 因系统用药或局部涂抹产品（如化妆品、防晒剂）而加重；

· 与激素水平变化有关（女性患者）；

· 对他们的情感和社交生活产生影响；

· 与职业或休闲活动有关。

将疾病的加重因素减至最小，如有可能，停用或更改可导致痤疮的药物，包括促同化激素类、某些口服避孕药［如含较高剂量左炔诺孕酮的复合口服避孕药（COCPs）、单一孕酮的避孕药等］、口服皮质类固醇激素、苯妥英、锂剂和氟康唑等。如果患者能够停用导致痤疮的药物，痤疮治疗是有效的，但如果不能停止的话，治疗效果就会打折扣。

如果一位女性正服用COCPs时出现痤疮，需要换用抗雄激素的避孕药（见第9页）。

确定所有的外用药、化妆品以及防晒剂都无致粉刺性和致痤疮性。大多数"无油性"的产品都无致粉刺性，或很少导致痤疮加重。然而，即使产品上标有无致粉刺性或无致痤疮性的标志，使用后有时仍会有痤疮加重的情况出现。

大多数女性患者没有激素水平的失衡，但出现痤疮却可能是其男性化的一种征象，如果其伴有多毛症、肥胖或者月经紊乱，应考虑多囊卵巢综合征。

评价痤疮对患者情感和社交所产生的影响，这种影响与其严重程度无必然关系。轻度痤疮可以产生与重度痤疮一样的深刻影响。对某些患者，痤疮可导致其回避社交、对此病过于关注、扭曲的身体意象、自尊及自信心差、抑郁甚至自杀倾向。患者情感方面的状态会影响其治疗的选择。

考虑患者的职业或休闲活动是否可能诱发或加重痤疮。例如，暴露于如下情况：

• 易致粉刺的物质［如卤素（溴化物、游泳池中含有的氯、碘化物等）、化妆品、防晒剂、技工用的工业油、油脂（快餐店）等］；

• 在潮热环境中，工作（如厨师、咖啡师）或休闲（洗桑拿浴、SPA等）时面部暴露于蒸气。

1.2.2 治疗概述

痤疮的治疗是针对其发病过程的不同环节，主要的治疗组合列于表1-1，图1-1是序贯治疗的概述，其中列出了通常采用的不同治疗方法。

维A酸类药物是治疗痤疮最为有效的药物，计划妊娠、妊娠期或哺乳期女性需避免使用。

用于治疗痤疮的抗生素类药物常通过其抗炎活性发挥治

疗作用——痤疮并非是一种感染性疾病，而是一种慢性的疾病状况。

外用和口服治疗药物对已形成的瘢痕无效。虽然激光用于活动性痤疮的治疗尚缺乏证据支持，但其可用于痤疮后瘢痕的治疗。

如果痤疮表现为以下情况，应考虑尽早转诊给专科医师口服异维A酸治疗（见第11页）：

- 重型痤疮（囊肿、结节、严重的炎症反应）；
- 瘢痕形成，或患者有严重瘢痕性痤疮家族史；
- 对情感和社交产生显著的负面影响。

给痤疮患者的建议见框1-1（此建议可从 *eTG complete* 打印出来作为给患者的阅读手册）。

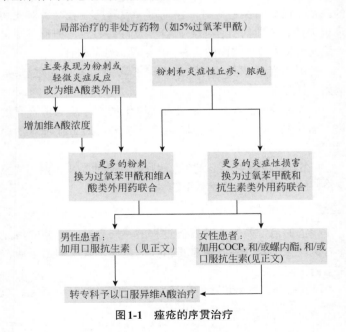

图1-1　痤疮的序贯治疗

1.2.3 轻度痤疮的治疗

轻度痤疮采用局部治疗，应将药物涂抹于痤疮常侵犯的整个区域，而非仅用于单一皮损部位。

轻度痤疮的初始治疗，推荐外用非处方药（如过氧苯甲酰霜或凝胶）（见第6页）。

如果局部非处方药物效果不甚满意，并且痤疮多为粉刺表现而炎症很轻微时，改换为维A酸类外用（见第6页）。如果痤疮表现为炎症性丘疹和脓疱并伴有粉刺，则换为局部过氧苯甲酰和维A酸类或抗生素类联合治疗（见第7页）。

局部维A酸类药物使用6周应见症状改善，疗效进一步加强，最长可维持6个月。若阿达帕林或维A酸治疗6周痤疮仍未完全控制，改为局部联合治疗（见第7页）。或采用另一种选择，即局部维A酸治疗的患者在换用局部联合治疗之前，可尝试更为强效的维A酸制剂（如从0.025%增加至0.05%，再至0.1%）。

如果局部治疗不能充分奏效，继续局部用药并结合口服治疗（见第8页）。

如果局部用药不能耐受，转为口服治疗（见第8页）。

表1-1　用于治疗痤疮的药物

分类	举例	作用/注释
粉刺溶解剂	见下文	见下文
角质溶解剂	水杨酸	通过去除角质栓而开放毛囊皮脂腺开口
维A酸类	外用药：阿达帕林、维A酸	促进角质栓的消除，阻止毛孔角栓再形成，抑制炎症反应
	口服用药：异维A酸	减少闭口粉刺的发生率，明显减少皮脂产生，间接减少痤疮丙酸杆菌数量，减少炎症
抗菌类	见下文	抗炎症反应和抑制细菌

分类	举例	作用/注释
抗菌类	外用药：过氧苯甲酰、克林霉素	克林霉素比过氧苯甲酰刺激性小 过氧苯甲酰： •2.5% ～ 5%浓度的过氧苯甲酰与克林霉素外用制剂疗效相仿 •浓度超过5%会导致较大的刺激性及致干燥性而无疗效 •与克林霉素外用制剂联合应用有协同治疗作用 •会漂泊衣物、毛巾、床单
	口服用药：四环素类、红霉素	发挥抗炎效应而非治疗感染
抗雄激素类（仅用于女性患者）	含醋酸环丙孕酮的复合口服避孕药、口服螺内酯	减少雄性激素介导的皮脂产生

1.2.3.1　外用非处方药物

对于面部的轻度痤疮，起始即应用非处方药物5%过氧苯甲酰局部治疗，除非患者有异位性皮炎病史或皮肤为干性或敏感性皮肤——对于这样的患者，初始改用2.5%过氧苯甲酰治疗。注意过氧苯甲酰可漂白有色织物（如毛巾、枕巾等）。

对于胸背部的轻度痤疮皮损，应用洗浴方法（如5%过氧苯甲酰）。

1.2.3.2　外用维A酸类药物

外用维A酸类药有致畸性，正在备孕、处于妊娠期或哺乳期的妇女避免应用。开始应用时对皮肤可能有刺激性，所以从低浓度逐步开始应用。在初始治疗的2周内，隔日晚（洗脸后）涂抹1次，之后于每晚涂抹1次。应将药物涂抹于痤疮常侵犯的整个区域，而非仅用于单一皮损部

> 正在备孕、处于妊娠期或哺乳期的妇女避免应用。

位。早晨洗掉以减少光敏性。使用刺激性小、pH值中性、无皂性的清洁剂。干性或敏感性皮肤的患者选用霜剂，油性皮肤则以凝胶剂外涂。用法：

ı 0.1%阿达帕林霜或凝胶，外用，6周后观察疗效；或

ı 0.025%维A酸霜，外用，6周后观察疗效。

局部维A酸类药物使用6周，痤疮症状应有改善，疗效进一步增加至6个月时间。若阿达帕林或维A酸治疗6周仍未完全控制症状，改为外用药联合（见下文）。或另一种选择，即局部维A酸治疗的患者在换用局部联合治疗之前，可尝试更为强效的维A酸制剂（如从0.025%增加至0.05%，再至0.1%）。

1.2.3.3 外用药物联合治疗

外用维A酸类药有致畸性，正在备孕、处于妊娠期或哺乳期的妇女避免应用。以粉刺性损害为主的轻度痤疮，以过氧苯甲酰和维A酸类外用药联合应用。用法：

2.5%过氧苯甲酰凝胶加0.1%阿达帕林凝胶，外用，每日1次，共用6周后观察疗效。

表现为粉刺和炎症反应的轻度痤疮，以过氧苯甲酰和抗生素外用药联合应用。用法：

5%过氧苯甲酰凝胶加1%克林霉素凝胶，外用，每日1次，共用6周后观察疗效。

对于皮肤易受刺激的患者（如有异位性体质的患者），克林霉素可单独使用。

含维A酸的复合外用制剂可以无限期维持应用。当丘疹性炎性损害消退，可停用含抗生素的复合制剂，改换为含维A酸或过氧苯甲酰的单一成分制剂维持治疗。如果炎症复发，

恢复含抗生素的局部联合治疗。如有需要可长期维持此治疗。

1.2.4　中重度痤疮的治疗

中重度痤疮的起始治疗是口服抗生素（见下文）。对于女性患者，COCP（见第9页）和/或螺内酯（见第10页）可替代抗生素，或与抗生素联合。

口服抗生素初始治疗时应结合一种维A酸类外用药（见第7页）或一种局部复合制剂治疗（见第7页）。以粉刺为主要表现的痤疮予以局部维A酸治疗，表现为粉刺和炎症性反应的痤疮则给予外用药联合治疗。

如果有以下情况，应转诊给专科医师口服异维A酸治疗（见第11页）：

- 治疗不能充分奏效或者不能耐受；
- 重型痤疮；
- 痤疮对患者的情感和社交产生显著的负面影响。

1.2.4.1　口服抗生素治疗

抗生素类药物对痤疮的治疗是通过其抗炎活性发挥作用，痤疮并非是一种感染性疾病。口服抗生素治疗的用法：

1　多西环素50～100mg，口服，每日1次，服用6周后观察疗效；

或（如果多西环素不能耐受）

2　米诺环素50～100mg，口服，每日1次，服用6周后观察疗效。

如果四环素类药不能耐受或存在禁忌证（比如妊娠期），应用：

1　红霉素250～500mg，口服，每日2次，服用6周后观察疗效；

或

1 红霉素（环酯红霉素）400～800mg，口服，每日2次，服用6周后观察疗效。

对于体重偏小的患者，口服抗生素的起始剂量应低一些或者监测其耐受性。

如果治疗6周仍未奏效：

• 对于男性患者，尝试应用前述所列出抗生素中的另一种抗生素治疗6周；

• 对于女性患者，尝试前述所列出抗生素中的另一种治疗6周或加用或换用一种COCP（见下文）和/或螺内酯（见第10页）；

• 将患者转诊给专科医师口服异维A酸治疗（见第11页）。

如果口服抗生素使痤疮得到很好的控制，可根据需要长期维持治疗，对长期服用米诺环素治疗的患者每年应做一次肝脏生化检测。

1.2.4.2 复合口服避孕药治疗

对于青春期女孩和中重度女性患者，COCP可替代抗生素类药物。该疗法通常起效慢，可能3个月还未显效，故建议进行6个月的治疗观察。COCP疗法可长期应用。

含环丙孕酮的COCP是最有可能改善痤疮的药物。应用：

炔雌醇35μg＋环丙孕酮2mg，口服，每日1次，在一个28天的月经周期的第1天服用至21天。❶

如果含环丙孕酮的COCP不能耐受（如出现体重增加、情绪方面的不良反应等），改换为一种含屈螺酮、去氧孕烯或孕二烯酮的COCP，用法：

1 炔雌醇30μg＋去氧孕烯150μg，口服，每日1次，在一

---

❶ 在撰写此书时，药物不在药物福利计划（PBS）之内，最新信息参见PBS网站（www.pbs.gov.au）。

个28天月经周期的第1天服用至21天；[1]

或

1 炔雌醇30μg+屈螺酮3mg，口服，每日1次，在一个28天月经周期的第1天服用至21天；[1]

或

1 炔雌醇30μg+孕二烯酮75μg，口服，每日1次，在一个28天的月经周期的第1天服用至21天[1]

如果单一COCP治疗6个月不能充分奏效，加用口服抗生素类药物（见第8页），或加用螺内酯或以其替换（见下文）。或另一种选择，转专科予以口服异维A酸治疗（见第11页）。

1.2.4.3 螺内酯治疗

螺内酯是一种利尿药和抗雄激素性药物。当COCP药物出现以下情况时，螺内酯可用于有效治疗女性痤疮：

· COCP存在禁忌证，不愿服用或不能耐受；

· 单一COCP治疗疗效不充分。

妊娠期禁用此药，因其有导致男性胎儿男性化缺陷的风险。在开始治疗前要排除妊娠的可能性，并且在治疗期间确

保有效避孕。在计划怀孕、疑似怀孕或确认已孕时需停止用药。

> 妊娠期禁用螺内酯。

螺内酯的不良反应包括月经不规律、乳房触痛或结块等。用法：

螺内酯25～50mg，口服，每日1次，耐受后逐渐增加剂量至50～100mg/日，服用6个月后观察疗效。

单一COCP治疗不能充分奏效时，加用螺内酯可加强疗效。COCP还能够予以可靠的避孕治疗，将螺内酯的不良反应

---

[1] 在撰写此书时，药物不在药物福利计划（PBS）之内，最新信息参见PBS网站（www.pbs.gov.au）。

降至最低。选择任一一种耐受性好的COCP——这种情况下选择黄体酮亦没有问题。

对于所有女性患者，在服用此药之前需进行血压、肾功能和肝脏的生化检测，之后每6个月检测1次。年长一些的患者如有临床指征，检测频率可能需要更频繁一些。

对于年轻女性，螺内酯的耐受性更好，但初始治疗时可能会观察到多尿和体位性低血压。

对于年老患者，如果有肾损害或正服用血管紧张素转换酶抑制药或血管紧张素Ⅱ受体阻滞药，慎用螺内酯。服用螺内酯时，建议避免使用钾补充剂。

如果此药应用6个月仍疗效不佳，如抗生素类药物未曾应用的话可考虑加用此药治疗（见第8页）。或另一种选择，转专科予以口服异维A酸治疗（见下文）。

1.2.4.4 异维A酸治疗

口服异维A酸治疗是严重的、有囊肿或瘢痕形成的痤疮的治疗方法。此药亦可用于经其他治疗无效、频繁复发或对患者情感和社交产生显著负面影响的痤疮患者。口服异维A酸的一个标准疗程是6～9个月，多数患者可获长期缓解。一些患者需要数个疗程的治疗。

由于异维A酸有强致畸性，故必须由专科医师指导应用。在撰写此书时，澳大利亚国家和各地区法律仅限于专科医师和皮肤科医师处方此药。[1] 女性患者在治疗期间及治疗结束后一个生殖周期必须避孕。除非COCP存在禁忌，否则在开始服药之前必须服用COCP至少一个周期。治疗之前，所有女性患者必须妊娠测试为阴性。

> 口服异维A酸有强致畸性，禁用于妊娠期。

---

[1] 最新的有关处方异维A酸的限制条款参见澳大利亚药物管理局（TGA）网站（www.tga.gov.au/publication/poisons-standard-susmp）中的对于药物和毒物统一计划的标准化管理。

口服异维A酸治疗时不能服用四环素类药物，因为两种药物合用有罕见的良性颅内压增高的可能。

口服异维A酸治疗的不良反应（见表1-2）呈剂量相关，多数会有唇部干燥，其他部位尤其眼及鼻腔内黏膜的干燥症状亦很常见。治疗期间不良反应会逐渐减少，停药后几周内即会消退。如果不良反应令患者很痛苦，需要联系专科医师。

服用异维A酸与抑郁甚或自杀之间的关联性尚未获得证实。研究发现，服用异维A酸治疗的患者随着痤疮病情的缓解，其身心状态常会发生改善。有抑郁症病史不是口服异维A酸的禁忌，抑郁症和痤疮可同时治疗。

表1-2　口服异维A酸的不良反应

常见不良反应	少见不良反应
口唇干燥、眼部干燥、鼻黏膜干燥	甲沟炎
痤疮早发	夜间视觉受损
唇炎	直肠出血
光敏感	血脂异常
皮肤干燥、皮炎（尤其前臂）	头痛
面部红斑	脱发
鼻出血	
嗜睡	
肌痛	
关节僵硬	

1.2.5　给患者的信息资料

给痤疮患者的建议见框1-1（此建议可从 *eTG complete* 打印出来作为文字资料）。

框1-1　给痤疮患者的建议

有关痤疮的一些虚假信息

• 痤疮是由不当饮食引起。

此观点是错误的。饮食一般不影响痤疮发病，尽管很多人认为，巧克力使其痤疮加重。一些证据提示，乳制品和高升糖指数的食物会加重痤疮但不会引发疾病。如果你认为某些食物使你的痤疮加重，避免食用。

· 痤疮是由荷尔蒙失衡引起。

多数痤疮患者性激素水平正常，但其皮肤对性激素更为敏感，痤疮与激素失衡的关联性很小。

· 痤疮是由卫生差引起。

此观点是错误的。即使再多的清洁也不会使痤疮好转，过度清洁反而导致病情加重。油性皮肤是遗传性的，而不是因为缺乏足够的清洁。

· 所有的青少年都会患病，所以此病无关紧要。

50%的青少年患有痤疮，并且对他们影响很大。没有人愿意看到镜中的自己长疹子，即使朋友们也患此病，也不能使这种感觉减轻。

有关痤疮的一些事实
· 痤疮可以从8岁开始出现并且常见。
· 痤疮可引起羞怯和抑郁。
· 油性产品和化妆品可使痤疮加重。
· 桑拿浴使病情加重。
· 有些人不会长痤疮。
· 痤疮严重时可导致永久性瘢痕形成。
· 痤疮可通过药物治疗控制。

痤疮如何治疗
· 每天遵照医师制订的方案治疗。
· 将乳膏剂涂抹于痤疮侵犯的整个区域，而非仅用于皮损部位。
· 应用水性或无油的化妆品和防晒剂。
· 应用一种轻度保湿乳液。
· 尽量不要挑破或挤压皮损，因其会导致痘疤形成，使皮肤看起来更糟。
· 对于痤疮患者而言，大多数治疗方案需经6～12周才能见效。

1.3 婴儿痤疮

婴儿痤疮常在出生后3个月开始，于面颊和下颌处出现粉刺、丘疹和脓疱。诊断痤疮必须有粉刺皮损。

粟丘疹、痱子以及新生儿头部脓疱病常易误诊为婴儿痤疮。婴儿发生于面颊部的毛囊角化症也可能被误诊为痤疮。虽然多数病例是轻微的，12个月大时通常自然消退，但大的粉刺可遗留永久性凹坑。婴儿痤疮可以向更为严重的囊肿和瘢痕发展。

对于轻度炎症性丘疹或脓疱伴有很少的粉刺，皮疹处应用：

5%过氧苯甲酰凝胶外用，每天1次。

对于大而多发的粉刺伴极小的炎症反应，应用：

ı 0.1%阿达帕林霜，外用，每晚1次；

或

ı 0.025%维A酸霜，外用，每晚1次。

对于多发性粉刺加炎症性损害，应用：

2.5%过氧苯甲酰凝胶+0.1%阿达帕林凝胶外用，每天1次。

如果皮损仍不能完全清除，转诊专科接受治疗。有些婴儿需要口服红霉素治疗痤疮的炎症性损害。偶有需要口服异维A酸治疗。

第2章
肛门生殖器皮肤病

　　各种侵犯其他部位的皮肤病也可侵犯肛门生殖器部位。肛门生殖器部位皮肤敏感，易受浸渍和感染，常使治疗遇到困难。此部位的皮肤病还可对患者的心理产生不利影响，一些皮肤病（如皮炎、银屑病等）比感染性皮肤病更易引起瘙痒。未经微生物学检查证实不应推测为真菌感染性疾病——后阴道处拭子取材和/或从生殖器皮肤刮屑取材。

　　成人生殖器皮肤病比儿童多见。对于儿童生殖器皮肤病，女童比男童更常见。

　　有关内容还可参见：

- 生殖器皮炎，第66页；
- 生殖器单纯疱疹病毒感染，参见《治疗指南：抗生素分册》；
- 生殖器HPV感染；
- 生殖器银屑病，第168页。

2.1　包皮龟头炎

2.1.1　男童

　　包皮龟头炎被定义为包皮和龟头的炎症反应，多数情况下是一种轻度刺激性接触性皮炎，见于清洗时包皮没有回缩的未做包皮环切术的男童（有时因包茎引起）。治疗方法同生殖器腹股沟部的接触性皮炎（见第78页）。

　　罕有化脓性链球菌感染（A组链球菌）引起的包皮龟头炎，可以很严重（如龟头渗液红肿，伴排尿痛）。此皮肤损害亦可侵犯肛周皮肤。拭子取材（未做包皮环切术的男童回缩包皮）可明确诊断。治疗方法同化脓性链球菌所致咽喉痛的治疗（见《治疗指南：抗生素分册》）。

某些男童龟头包皮处皮疹顽固不退可能由其他皮肤病引起（通常为银屑病，较少为硬化性苔藓）。

已行包皮环切男童的龟头炎常与某种皮肤病伴发。

2.1.2 成年男性

已行包皮环切的成年男性与儿童患者一样常由某种皮肤病引起。常见的疾病包括银屑病、扁平苔藓、硬化性苔藓、浆细胞性龟头炎、固定型药疹和皮肤恶性肿瘤。请专科医师诊治。

未做包皮环切的成年男性发病常因刺激性接触性皮炎引发，此皮炎是由并发白色念珠菌感染所引起。成年男性的包皮龟头炎很少由化脓性链球菌感染引发。可能由于清洗时不常回缩其包皮造成局部卫生不佳而引起。

念珠菌性龟头炎易发生于性活跃而未行包皮环切术的成年男性。皮损表现为阴茎龟头处红斑丘疹、鳞屑，伴有瘙痒。

皮损处真菌检查以明确诊断。

嘱患者洗浴时包皮回缩并清洗包皮下，浴后保持包皮下干燥。一种咪唑类药物与氢化可的松制剂联合应用治疗念珠菌性包皮龟头炎。具体为：

1 1%氢化可的松霜加1%克霉唑霜，外用，每日2次，治疗至皮损消退后2周；

或

1 1%氢化可的松霜加2%咪康唑霜，外用，每日2次，治疗至皮损消退后2周。

若患者真菌检查示白色念珠菌阳性，并且对局部治疗不能耐受，或更喜欢口服药物治疗，应用：

氟康唑150mg，单剂口服。

某些患者念珠菌感染反复发作，常因糖尿病控制不佳引起的糖尿和/或卫生条件差所致。一些过于严重的病例可考虑行包皮环切术。

表面上反复发作的包皮龟头炎也可能是对其女性伴侣阴道内的白色念珠菌敏感所致（见第24页）。

2.1.3　治疗无效的情况

当患者对抗生素或抗真菌药治疗无效，即使培养显示可能存在致病原，也应考虑非感染性龟头炎的可能。

首要治疗应用肥皂替代品，使用温和无刺激的润肤剂（有关改善皮肤状况的建议，见第51页），以及加强个人卫生。如果疾病仍顽固不退，考虑可能有某种皮肤病存在，通常需要做皮肤活检。将患者推荐给专科医师诊治。

2.2　硬化性苔藓

硬化性苔藓是一种少见的皮肤疾患，但因最常侵犯生殖器部位，所以在生殖器慢性皮肤病当中是相对常见的一种。女性患者皮损可侵及外生殖器及肛周任一部位，但发生于阴道者少见。男性患者损害常局限于阴茎龟头处。任何年龄均可发病，但儿童硬化性苔藓非常罕见，女性多发，男女发病比例为1∶10。

女性患者伴发自身免疫性疾病。对男性患者，此病可能因包裹闭塞皮肤接触尿液而引起。

皮损表现为带细微皱纹的白色斑块，边界清楚，斑块上常伴有紫癜样损害及角化过度，因搔抓形成溃烂而导致裂口。典型症状是剧烈瘙痒，也有无自觉症状者（例如，可能在做巴氏试验时关注到皮损），或伴发疼痛及性交困难。儿童患者除瘙痒外，还出现便秘或排尿困难。如果检查时未注意到生殖器皮肤出现的异常，对儿童患者可检查其泌尿道或胃肠道的异常。硬化性苔藓可误诊为性虐待。

硬化性苔藓具有显著的患病率。长期患病而未经治疗的女性患者中，至少有50%会出现外阴结构的改变。阴道口狭窄，小阴唇可被再吸收，最终瘢痕形成而导致阴蒂埋入。男性患有萎缩性硬化性苔藓可导致包皮过长，男孩较成年男性更为常见。未经治疗的女性患者患外阴鳞状上皮癌（SCC）累积终身的危险率为5%。无论男性或女性患者，通过治疗使生殖器皮肤尽可能维持正常的情况下，患SCC的风险似乎会显著降低。

对于成年患者，行皮肤病理检查以明确诊断。由于局部皮质类固醇激素治疗会快速改变其病理表现，故治疗后做病理活检诊断价值减小。儿童患者因有典型临床表现，极少需皮肤活检。

硬化性苔藓的治疗应请专科会诊，治疗不当会产生严重的持久性并发症（如SCC、外阴损毁等）。

2.2.1 治疗方案

怀疑硬化性苔藓的患者应推荐至专科明确诊断并开始治疗。

起始以超强效皮质类固醇激素局部应用。尚缺乏阐明最佳治疗方案的随机对照实验（如用药频率、维持治疗等）。

治疗目的是使皮肤恢复正常的颜色和结构，需经长达6个月的治疗。症状缓解较快，通常在开始治疗的1个月之内。出现瘢痕或粘连时完全恢复正常往往不可能。

> 硬化性苔藓需在专科医生指导下进行治疗。

超过85%的病例需要长期维持治疗，因为此病很少自然缓解。有规律地定期应用皮质类固醇激素局部治疗（每周至少2～3次），建议激素制剂应足够强效使疾病维持长久缓解的状态。全科医师负责检查治疗方案的一致性。

患者每6～12个月进行无定期的癌症监测。

除非明确诊断SCC，否则外阴切除术不是治疗指征。某些情况可能需要外科手术纠正粘连和狭窄。男性患者如果恰当的皮质类固醇激素局部治疗不能充分奏效，包皮环切术可能有效。

2.3　珍珠状阴茎丘疹

本病皮损为正常皮色的圆顶状小丘疹，无自觉症状，环绕阴茎冠状沟成串珠状排列。患者常以为是生殖器疣而引起注意，病理为血管纤维瘤表现。告知患者此皮损是一种正常现象不必担忧，且不需要治疗。

2.4　外阴阴道炎

2.4.1　女童

青春期前女童的外阴阴道炎通常是由某种皮肤病引起，可能是皮炎亦可能是银屑病，感染性疾病少见。

青春期前女童不会发生外阴阴道念珠菌病。

发生于女童的感染性外阴阴道炎多由化脓性链球菌引起（A组链球菌），感染还可扩展至肛周部位。从下阴道处拭子取材分离出化脓性链球菌可明确诊断，但是治疗并不直接受药敏结果的影响。虽然化脓性链球菌对青霉素敏感，但以青霉素治疗会阴部的感染复发概率很高。临床实验显示口服头孢菌素有效。

对于女童的链球菌性外阴阴道炎，应用：

头孢氨苄25mg/kg，最大剂量1g，口服，每12h 1次，共服用10天。

对于青霉素速发型超敏反应的患儿（见《治疗指南：抗生素分册》中的图3-1），应用：

▪ 克林霉素10mg/kg，最大剂量450mg，口服，每8h 1次，至少服用5天；

或

▪ 甲氧苄啶4mg/kg＋磺胺甲噁唑20mg/kg（1个月或更大龄儿童），最大剂量前者160mg，后者800mg，口服，每12h 1次，共服用5天。

如果链球菌性外阴阴道炎复发，首先阴道拭子做细菌检查明确是否存在化脓性链球菌。

如果检查为阴性结果，最有可能的原因是银屑病，此病可由链球菌感染所促发（生殖器银屑病的治疗，见第168页）。

如果为阳性结果，考虑可能为阴道内异物或咽喉部长期携带化脓性链球菌。

2.4.2　成年女性

2.4.2.1　非念珠菌性外阴阴道炎

见《治疗指南：抗生素分册》中的细菌性阴道病、链球菌外阴阴道炎和阴道滴虫病。

2.4.2.2　急性复发性念珠菌性外阴阴道炎

念珠菌属是胃肠道和生殖道的共生微生物。念珠菌性外阴阴道炎多数情况下是鲜少发作的，起因于偶发的阴道念珠菌的增加。白色念珠菌是主要的致病菌，但有5%的患者分离到非典型的念珠菌（光滑念珠菌最常见）。复发性念珠菌性外阴阴道炎被定义为1年之内4次或4次以上的急性发作。

在开始治疗之前，皮损处取材做真菌检查明确诊断并鉴定念珠菌菌种。即使患者仍有症状，抗真菌治疗后取材检查真菌可能有一段时间会出现假阴性结果。当患者已行非处方药物治疗，在初始治疗时这种情况会使疗效评估出现困难。

念珠菌感染不是外阴阴道炎的唯一病因，银屑病和皮炎亦可导致红斑、瘙痒和炎症反应。一种抗真菌药治疗失败，可能性最大的原因是诊断错误，也可能是治疗不充分。

当分离出白色念珠菌时，多数女性患者以咪唑类药物（如克霉唑、咪康唑等）或制霉菌素阴道内给药有效。尚欠缺治疗方案的对照研究（如用药持续时间、药品制备、复发率等）。外用药对阴道偶有刺激。对比咪唑类药物，制霉菌素虽然疗效差一些，但耐受性往往较好。治疗方法如下：

1 1%克霉唑阴道霜剂，以一涂药器，阴道内给药，每晚1次，共6天；

或

1 2%克霉唑阴道霜剂，以一涂药器，阴道内给药，每晚1次，共3天；

或

1 10%克霉唑阴道霜剂，以一涂药器，阴道内给药，单剂晚间应用；

或

1 100mg克霉唑阴道栓，阴道内给药，每晚1次，共6天；

或

1 500mg克霉唑阴道栓，阴道内给药，单剂晚间应用；

或

1 2%咪康唑霜剂，以一涂药器，阴道内给药，每晚1次，共7天；

或

2 100000U/5g制霉菌素阴道霜剂，以一涂药器，阴道内给药，每晚应用1次，共14天。

若患者对白色念珠菌局部治疗不能耐受，或更愿意接受口服药治疗，且为未孕妇女，应用：

氟康唑150mg，单剂口服。

若分离出光滑念珠菌（从前称为念珠球拟酵母菌），给予：

硼酸600mg（在胶囊当中即用即配）阴道内应用，每晚应用1次，共14天。❶

尚无妊娠妇女应用硼酸安全性的相关资料，仅在临床症状使患者极其痛苦时才考虑应用。

2.4.2.3　慢性念珠菌性外阴阴道炎

与急性复发性念珠菌性外阴阴道炎相比，慢性念珠菌性外阴阴道炎较罕见，但确切的发病率尚不清楚。主诉可能有瘙痒、性交困难、阴道分泌物、疼痛、烧灼感、水肿、外阴阴道红疹和裂口，这些症状月经前可加重。患者常有口服抗生素治疗后念珠菌性外阴阴道炎的病史。与急性复发性念珠菌性外阴阴道炎相同，多数病例是由白色念珠菌引起，少数由非典型念珠菌引起（光滑念珠菌最为多见，5% ~ 10%的患者由其引起）。

典型的情况是，不同时间取材真菌检查可以是阴性的或阳性的结果，其原因不明。即使真菌检测为阴性，患者也可有非常明显的临床症状。

患有慢性念珠菌性外阴阴道炎的女性身体其他方面是健康的，未必有免疫功能低下的情况。

（1）治疗

慢性念珠菌性外阴阴道炎的治疗，首先应反复取材，可确定诊断并排除其他感染（如非典型念珠菌、阴道滴虫病等）。

可以耐受唑类药物口服并且尚未怀孕的女性患者，应用：

---

❶　有关硼酸的配方详情见澳大利亚药品处方一览表和手册（APF），第23版，2015年。

1 氟康唑50mg，口服，每日1次；

或

2 伊曲康唑100mg，口服，每日1次。❶

唑类药物口服不能耐受，或已怀孕的女性患者，应用：

100000U/5g制霉菌素阴道霜剂，以一涂药器，阴道内给药，每晚1次，应用至症状消退（可能需延续性治疗）。

症状消退时间从2周到6个月不等。3个月后观察治疗效果。

为维持疗效应进行间断性治疗，以上述剂量的口服唑类药物或阴道内制霉菌素维持治疗（但频率减少，如每周1次或2次）。嘱患者根据对治疗的反应测定用药频率，以使症状得到持久性的控制。通常患者需要长期的抗真菌治疗。

若患者需口服抗生素治疗间断发生的感染，疾病可能会突然加重。在抗生素疗程结束之后，患者可能需要再次进行持续性抗真菌治疗。

慢性念珠菌性外阴阴道炎可能因复合口服避孕药（尤其含较高剂量雌激素的制剂）和宫内避孕环而加重。

（2）绝经后慢性念珠菌性外阴阴道炎

对于身体健康无糖尿病的缺乏雌性激素的女性患者，一般不会发生慢性念珠菌性外阴阴道炎。但接受口服或外用雌激素作为激素替代疗法（HRT）的绝经后健康妇女却可能复发或者首发此病。这种情况需停止HRT，按以上慢性念珠菌性外阴阴道炎的方法治疗（见第22页）直至症状消退。患者症状消退后，可以从小剂量再开始HRT。如果外阴阴道炎复发，需要选择是永久性停止HRT，还是不停止并结合间歇性抗真菌治疗。

---

❶ 伊曲康唑的剂量参见斯皮仁诺胶囊。伊曲康唑的口服制剂不是生物等效的；适合的剂量和用法取决于给药处方。

2.4.2.4 男性性伴性交后不适感

某些男性因其女性伴侣的念珠菌性外阴阴道炎未经治疗，而出现性交后瘙痒症状。瘙痒是由其性伴阴道内的念珠菌性分泌物刺激阴茎皮肤所引起，而不是因念珠菌感染传播所致。女性接受治疗后，男性性伴的瘙痒症状即会缓解。为减轻男性的不适症状，可应用：

▪ 1%氢化可的松霜加1%克霉唑霜，外用，每日2次，直到瘙痒消退为止（常为2～3天）；

或

▪ 1%氢化可的松霜加2%咪康唑霜，外用，每日2次，直到瘙痒消退为止（常为2～3天）。

2.5 肛门瘙痒症

2.5.1 诊断

肛门瘙痒是肛门周围皮肤的瘙痒症状，长期搔抓常导致皮肤苔藓化表现。患者常承认其症状由精神紧张所致。此病可合并皮炎、银屑病、扁平苔藓。卫生条件不良、大便失禁或肛周区的擦拭方法不会导致肛门瘙痒，但这些因素可使症状进一步加重。长期慢性的皮肤擦烂可继发感染。

当诊断为肛门瘙痒症时，应考虑：

• 身体其他部位存在皮肤病；

• 加重因素［如出汗、大便失禁、刺激物、过敏原（如湿纸巾）、过度清洁等］；

• 肛门区的病理状态（如肛裂、肛门皮赘、痔、肛瘘、尖锐湿疣等）；

• 克隆病、肛周上皮内肿瘤或乳房外Paget病（少见）；

• 儿童的线虫感染、链球菌导致的肛周皮炎。

2.5.2　治疗

肛周瘙痒的治疗原则是减轻瘙痒并打破瘙痒 - 搔抓循环。

有效的常规性治疗措施包括：

· 用沾湿的脱脂棉轻轻地擦拭清洁肛周部区域；

· 使用肥皂替代品；

· 外用油性润肤剂作为皮肤屏障；

· 如果直肠功能松弛和未成形，则采取措施（如使用容积性泻药）可促进大的粪便排出；

· 穿宽松的棉质内衣。

白色念珠菌不会引起肛周瘙痒，不需做刮屑真菌检查。

如果皮肤有渗水、溃烂或水疱形成，排除感染的可能。

若未发现病因，而上述常规性措施又难以奏效时，下一步是采用皮质类固醇激素局部治疗，应用：

油脂性软膏为基质配制的0.1%醋丙甲泼尼龙，外用，每日1次，直到皮肤症状消退或者应用至4周。

如果患者已无症状，给他们的建议是：

· 继续进行无限期的上述常规性治疗；

· 在瘙痒症状刚一出现时，即重新开始局部皮质类固醇激素治疗，直至症状消失。

确保患者认识到此病是慢性的，需要持续治疗。

2.5.2.1　肛周苔藓化皮损的治疗

如果肛周区域苔藓化，采用超强效皮质类固醇激素局部治疗直到皮肤恢复正常（可能需治疗4周），然后以弱效些的皮质类固醇激素药膏治疗。应用方法为：

最佳基质配制的0.05%二丙酸倍他米松软膏，外用，每日1次，直到皮肤症状消退（可能需应用至4周）；

然后应用

油脂性软膏为基质配制的0.1%醋丙甲泼尼龙，外用，每日1次，应用4周，防止复发。

痛痒症状消退后，转而无限期地使用油性润肤剂作为皮肤屏障。若症状复发，重新开始0.1%醋丙甲泼尼龙油脂性软膏治疗直至症状消退。

2.5.2.2 治疗失败

如果上述治疗不能奏效，可能由于以下情况：

· 治疗的依从性差；

· 皮肤病的严重性；

· 诊断错误（比如一种少见而严重的皮肤病）。

将患者转诊给专科医师。

第3章

大疱性皮肤病

皮肤水疱形成（水疱大疱性皮肤病）是一组性质多样化的皮肤病，由于表皮或表皮真皮交界或真皮上部的损害而导致皮肤内液体积聚。水疱形成通常是对某种特殊损伤的反应（如烧伤、昆虫叮咬、细菌或病毒感染，见表3-1），多为浅表且短暂存在。

表3-1   水疱性皮肤病的病因

常见病因	少见病因	罕见病因
大疱性脓疱疮	大疱性类天疱疮（见第28页）	大疱性表皮松解症（先天性/获得性）
昆虫叮咬（见第108页）	疱疹样皮炎（见第28页）	线状IgA皮病
接触性皮炎（见第74页）	大疱性多形红斑（见第122页）	天疱疮（见第29页）
烧伤	迟发性皮肤卟啉病（见第30页）	瘢痕性类天疱疮
汗疱疹（见第71页）	固定型药疹（见表4-1）	中毒性表皮坏死松解症（见第32页）
单纯疱疹病毒（见第102页）	肾衰性大疱	Stevens–Johnson综合征（见第33页）
水痘-带状疱疹病毒	外周性水肿	葡萄球菌性烫伤样皮肤综合征（见第95页）
		糖尿病性大疱
		Hailey-Hailey病
		妊娠性类天疱疮（见第157页）

3.1 自身免疫性水疱性皮肤病

诊断自身免疫性水疱病［大疱性类天疱疮、疱疹样皮炎、妊娠性类天疱疮（见第157页）、天疱疮］常需借助于组织病理和免疫荧光检查——标本固定送组织病理检查，新鲜组织标本盛放于特殊载液中送检行免疫荧光检查。

第3章 大疱性皮肤病

3.1.1　大疱性类天疱疮

大疱性类天疱疮是由对抗基底膜带的抗体所导致，此病易侵犯老年人群，临床表现为红斑基础上坚固的大疱。大疱性损害发生之前还可出现荨麻疹样的斑块或顽固性皮炎。水疱常泛发，也可局限（常发生于胫前部，但有时也见于生殖器、手足部位）。

将患者转诊给专科医师。

在等待专科医师期间，对局限于非屈侧部位的皮疹（如位于胫前的皮疹），应用：

0.05%二丙酸倍他米松霜，外用，每日1次，直到皮肤症状消退。

若皮疹严重或对治疗不敏感，则应用：

最佳基质配制的0.05%二丙酸倍他米松软膏维持，外用，每日1次，直到皮肤症状消退。

对于大的水疱可挑破，可以湿敷（见第59页）结合外用皮质类固醇激素药膏治疗。

更为多见的是，大疱性类天疱疮全身泛发而需要系统治疗。最常应用的是皮质类固醇激素系统给药。但有时应用多西环素，因其抗炎活性而发挥治疗作用。

细菌感染少见，在初发损害处以拭子取材做培养，利于排除大疱性脓疱疮。

3.1.2　疱疹样皮炎

疱疹样皮炎是一种特殊性的皮肤病，表现为肘、膝及腰骶部的瘙痒性水疱和大疱。患者常存在谷胶过敏性肠病。疱疹样皮炎存在诊断过度的情况，故在治疗开始之前，需行皮肤活检和免疫荧光检查。

多数患者采用无谷胶饮食的措施有效，通常可长期不用口服药治疗。但限制谷胶饮食起效慢，控制水疱性损害的首选药物为氨苯砜。

应用氨苯砜治疗需进行密切监测，因此通常在专科医师监管下处方此药。初始用药之前需排除葡萄糖-6-磷酸脱氢酶缺乏症，要定期检查全血细胞计数。

患者有以下情况不能服用氨苯砜：

· 对磺胺类药物存在速发型超敏反应；

· 以前曾发生严重的皮肤反应（如伴嗜酸性粒细胞增多及全身症状的药疹，Stevens–Johnson综合征、中毒性表皮坏死松解症）。

成人的初始治疗：

氨苯砜50mg，口服，每日1次，如有必要，谨慎地逐渐增加剂量至最大剂量200mg。

一旦限制谷胶饮食开始起效，逐渐减少氨苯砜的剂量（剂量低至25mg/d可能为足量），如有可能即停止用药。

3.1.3　天疱疮

天疱疮是一种少见的皮肤病，有两种主要类型，分别为落叶型天疱疮和寻常型天疱疮，两种类型都是因自身抗体诱发一种炎症反应，引起细胞粘连的丧失（棘层松解）而导致水疱的形成。

落叶型天疱疮对比寻常型天疱疮，其发生的棘细胞松解是在表皮内更为浅表的位置，故常见的临床表现多为痂屑性损害而非大疱。落叶型天疱疮不伴黏膜损害。

初始治疗是一种强效皮质类固醇激素外用，即：

0.05%二丙酸倍他米松霜，外用，每日1次，直到皮肤症状消退。

若皮疹严重或对治疗不敏感，则应用：

最佳基质配制的0.05%二丙酸倍他米松软膏维持，外用，每日1次，直到皮肤症状消退。

如果一种皮质类固醇激素无效，将患者转诊给专科医师。可能需系统性口服皮质类固醇激素和减少皮质类固醇激素用量的免疫抑制药物治疗。

寻常型天疱疮常表现为口腔黏膜糜烂伴疼痛，大多数患者还会发展为泛发性的松弛性水疱和糜烂。罕有见到保存完好的水疱。寻常型天疱疮有显著的发病率和死亡率。

因治疗烦琐且持久，需由专科医师给予治疗。治疗包括系统免疫抑制治疗（如皮质类固醇激素、硫唑嘌呤、环孢素），单用或联合局部免疫抑制剂治疗。

3.2 迟发性皮肤卟啉病

迟发性皮肤卟啉病（PCT）是一种最为常见的卟啉病。患者皮肤脆性增加，微小损伤于日光暴露部位即可出现水疱大疱性损害。损害常发生于手背、手指和面部，常致瘢痕形成。多毛，皮肤逐渐增厚，肤色变黑。

此病是由一种酶的缺乏（尿卟啉原脱氢酶）所引起，导致卟啉增多并沉积于皮肤。通过检测血浆中的卟啉浓度明确诊断。大约75%病例是散发的（PCT-S），是由铁质沉积、酗酒、乙型肝炎或人类免疫缺陷病毒（HIV）感染、含雌激素的药物，以及职业或环境中的肝毒性物质（如二噁英）等因素导致的肝损害所引起。其余25%的病例是家族性的（PCT-F），伴常染色体显性遗传，发病年龄偏小。

患者需避免补充铁剂、含雌激素药物和饮酒。必须进行严格的防光保护，穿保护性衣物并使用广谱遮光剂。应使用反射性遮光剂如二氧化钛（见第183页）——不能阻断紫外线光谱中较长波长的UVA及可见光的遮光剂无效。静脉放血是标准疗法，有时会结合小剂量的羟氯喹治疗。

第4章
药疹

药物的不良反应常常涉及皮肤，用药后经几天时间在皮肤上出现症状和体征。药物能够引起、加重或者刺激从色素性皮肤病到皮肤淋巴瘤等所有的皮肤病。损害可以仅限于皮肤，也可为全身性不良反应（如伴发热、咽喉通、关节痛或其他全身症状）的一部分。尽管皮肤损害由某一类药物引发的可能性更大，但几乎任何药物都有可能引起皮肤反应。原因常难以证实。

药物遗传学研究显示，越来越多的药疹致病基因正被揭示出来，一些人类白细胞抗原（HLA）表型与重症药疹有关。此测试：

• 对某些患者群体，在诸如卡马西平和奥卡西平（*HLA-B*1502*）以及别嘌醇（*HLA-B*5801*）之类的药物起始治疗之前，建议进行；

• 对所有患者开始服用阿巴卡韦（*HLA-B*5701*）之前，强制进行。

药物引发的皮肤反应主要依据临床表现获得诊断，而实验室检查则有助于鉴别诊断。对于不伴全身症状的轻型药疹的诊断、治疗以及监测措施一般仅需通过临床表现来判断。

多数皮肤反应是在首次长期使用药物期间发生，有时药物的剂量变化、加用有相互作用的药物或者有肝肾功能损害时亦可发生。

4.1 重症药疹

4.1.1 诊断

重度药疹的症状包括：

• 皮肤疼痛；

- 面部肿胀；
- 唇或舌部肿胀；
- 呼吸困难；
- 气短、胸痛、喘息、低血压；
- 头痛或颈项强直；
- 咽喉痛。

获取近期用药及药物剂量的变化情况，并确认这些变化发生于药疹症状出现之前，其中包括病史当中的非处方药和替代性或补充性用药。引发重症药疹的常见药物见框4-1。

重症药疹的体征包括：
- 泛发性融合性的红斑；
- 水疱、紫癜或者坏死；
- 侧部施压时皮肤剥脱（尼氏征阳性）；
- 皮肤损害快速进展；
- 黏膜受累［眼部（磨眼症状、畏光）、口腔、生殖器］；
- 淋巴结肿大；
- 发热；
- 关节炎或关节疼痛；
- 全血检查异常，肝或肾功能损害。

4.1.2 治疗

将可疑重症药疹患者送至最近医院的急诊室。若疑为中毒性表皮坏死松解症（TEN），需将其送至有烧伤病房的医院。

> 将伴发急性黏膜损害及皮肤疼痛的患者送至最近医院的急诊室。

对重症药疹患者［包括急性泛发性发疹型脓疱病（AGEP）、Steven-Johnson综合征（SJS）、TEN，或伴嗜酸性粒细胞增多及全身症状的药疹（DRESS）］，尤其出现提示为SJS或TEN的特征性皮损时，所有疑似药物必须停用或更换。早期停用药物可减少死亡率。对于相互影响而使可疑致病药物代谢迟缓或排泄减慢的治疗，亦应停用或替换。

框4-1　引起重症药疹的常见致病药物

别嘌醇
抗癫痫药（苯妥英、卡马西平、奥卡西平、苯巴比妥、拉莫三嗪）
非甾体抗炎药（NSAIDs）
磺胺类抗菌药
青霉素、头孢菌素
抗逆转录病毒药物（阿巴卡韦、奈韦拉平）

有必要对重症药疹患者进行多学科治疗（包括转诊皮肤科及眼科）。对SJS、TEN及DRESS的治疗措施包括纠正水和电解质失调、充分镇痛、维持体温，以及对脏器损害进行监测并给予相应治疗。AGEP通常对短程口服皮质类固醇激素治疗有效。

因SJS和TEN病例非常少见，尚缺乏对其进行系统治疗的对照试验报道。不要频繁更换敷料，应密切观察继发感染的情况。

如果某种药物曾引发伴黏膜损害的皮肤反应或者皮肤反应曾有严重性增加的病史，除非有必须使用的指征或无适合替代的其他药物，否则不考虑再使用该药物。再次用药必须由专科医师给予治疗。

抗癫痫药常见交叉反应。特别需要注意的是，由抗癫痫药引发的DRESS患者及其直系亲属必须避免应用同类所有的抗癫痫药。

曾有重症药疹病史者应佩戴警示手环或项链。

4.2　严重性较低的皮肤药物反应

4.2.1　诊断

获取详细的用药史，记录每种药物从开始服用到发病的时间，除处方药外，详细询问非处方药、替代性及补充性治疗方案，疫苗和影像学检查所用造影剂的使用情况。表4-1所列为药疹的类型、发病时间以及一些常见的致病药物。

轻度药疹不需做皮肤活检，皮肤病理常为非特异性表现。对于脓疱、水疱、血管炎样（如皮肤血管炎）、苔藓样、光敏样以及狼疮样损害做皮肤活检有助于诊断。

4.2.2 治疗

社区医疗中对疑似药物引发皮肤损害的治疗：

· 如有可能停用疑似药物；

· 如尚不能明确可能的致病药物，则停用非必用的药物（如非甾体抗炎药、非处方药、替代性和补充性治疗性药物等）；

· 建议所有患者使用润肤剂；

· 如有需要，可给予外用或口服皮质类固醇激素及抗组胺药以缓解症状；

· 对光敏反应，建议应用广谱防晒剂和冷敷，以及润肤剂治疗（见表7-1，第52页）。

如果不能明确诊断或2周后皮疹无改善，则转诊专科医师治疗。

对于局限性炎症反应的轻度皮疹，应用：

▯ 0.05%戊酸倍他米松乳膏或软膏，外用，每日1～2次；或

▯ 0.1%醋丙甲泼尼龙乳膏或软膏，外用，每日1～2次。

对于炎症广泛的轻度皮疹，选用大包装的皮质类固醇激素外用。应用：

▯ 0.02%戊酸倍他米松乳膏或软膏，外用，每日可用至3次；或

▯ 0.02%曲安奈德乳膏或软膏，外用，每日可用至3次。

湿敷料（见第59页）可增强疗效。

对于炎症反应严重的皮损患者，应用：

泼尼松（龙）25mg 口服，每日1次，连用5～7天，然后在2周内逐渐减量停药。

如果皮肤反应包括有荨麻疹样表现或皮肤划痕症时，白天加服一种镇静作用较弱的抗组胺药，夜间加服镇静作用的抗组胺药（参见荨麻疹的治疗，第207～209页）。

如果某种药物曾引发伴黏膜损害的皮肤反应或者皮肤反应曾有严重性增加的病史，除非有必须使用的指征或无适合替代的其他药物，否则不考虑再使用该药物。再次用药必须由专科医师给予治疗。

表4-1　药疹的类型、发病时间和与之有关的常见药物

类型	症状和体征	典型的发病时间①②	一些常见的致病药物
发疹型（麻疹样，最常见）	典型表现初发于躯干、上肢；多形性；四肢部位发疹样或风团样皮损；上胸部的融合性损害；足/踝部的紫癜性损害	1周～1月	几乎所有药物，但抗生素更常见（β-内酰胺类、大环内酯类、喹诺酮类和磺胺类），多种抗癫痫药，别嘌醇，抗逆转录病毒药，非甾体抗炎药，金制剂，血液制品，细胞毒药物
荨麻疹型	一过性红斑和/或水肿性斑片	数小时至6天	抗生素，非甾体抗炎药（ACEI引发血管性水肿，通常不伴荨麻疹）
光毒性	表现为严重日晒伤，红斑、水肿、水疱形成、渗出及脱屑；限于日光照射部位	数小时至2天	多西环素，非甾体抗炎药（吡罗昔康、萘普生），胺碘酮③，维A酸类，磺胺类，噻嗪类，灰黄霉素，伏立康唑

类型	症状和体征	典型的发病时间[①②]	一些常见的致病药物
光敏性	湿疹样或苔藓样；可超出日光暴露部位	日光照射后24～48h	氯丙嗪，吡罗昔康，噻嗪类，磺脲类，胺碘酮，磺胺类
苔藓样	分布广泛，瘙痒，红皮病样，鳞屑性、粗块状皮疹；黏膜损害少见；可能为光致敏性	数月，甚至数年	血管紧张素转换酶抑制药，β受体阻断药，氯喹，乙胺丁醇，金制剂，羟氯喹，羟基脲，干扰素α，锂剂，甲基多巴，青霉胺，磺脲类，噻嗪类利尿药
皮肤血管炎性	通常表现为小腿可触及的紫癜，可扩大或形成斑块、大疱或溃疡	7～21天	别嘌醇，β-内酰胺类，磺胺类，卡马西平，利尿药（呋塞米、噻嗪类），非甾体抗炎药，苯妥英
固定型	圆形至椭圆形，边界清楚，红色到紫色的炎性斑块，有时可发展为水疱，可单发也可为几个皮损，发生于面部、手、足或外阴部位，亦可累及唇及口腔黏膜	可长至2周发疹（首次服药）	非甾体抗炎药，磺胺类，伪麻黄碱，青霉素类，四环素，苯巴比妥，拉莫三嗪，苯妥英，喹宁
Steven-Johnson综合征	初起显著的流感样症状；广泛的皮肤黏膜剥脱，伴或不伴有水疱（超过体表面积的10%）	数周内（使用抗癫痫药者可长至2个月）	抗癫痫药，磺胺类，别嘌醇，非甾体抗炎药，β-内酰胺类
中毒性表皮坏死松解症	初起显著的流感样症状；广泛的皮肤黏膜剥脱，伴或不伴有水疱（超过体表面积的30%）	1周之内（使用抗癫痫药者可长至2个月）	抗癫痫药，磺胺类，别嘌醇，非甾体抗炎药，β-内酰胺类

类型	症状和体征	典型的发病时间[1][2]	一些常见的致病药物
伴嗜酸性粒细胞增多及全身症状的药疹	初期为流感样症状；发疹型（亦可为剥脱性或红皮病性），非毛囊性脓疱；面部水肿，淋巴结肿大，外周血嗜酸性粒细胞增多（超过 1.5×10^9/L）并累及内脏器官	1～8周（偶可至4个月）	芳香族抗癫痫药（苯妥英、卡马西平、奥卡西平），巴比妥类，拉莫三嗪，磺胺类，氨苯砜，米诺环素，硫唑嘌呤，阿巴卡韦，奈韦拉平，别嘌醇，雷尼酸锶
急性泛发性发疹型脓疱病	发热，广泛分布的非毛囊性无菌性脓疱，大面积水肿性红斑；通常起自面部或腋下；显著的中性粒细胞增多	数小时至2周	特比奈芬，抗生素（β-内酰胺类、大环内酯类、喹诺酮类），钙通道阻滞药，抗疟药，福尔可定，对乙酰氨基酚

① 本栏信息是基于已有报道的资料和专家意见。

② 典型发作表现为一定的时间范围，但多数药疹是在首次长时间用药期间发生。

③ 胺碘酮可导致日光暴露部位的暗灰-蓝色的颜色改变。

第5章
结缔组织病的皮肤表现

结缔组织病是包括皮肤在内的多脏器损害的异质性的一组疾病。每一疾病又以某种特有的自身抗体形成为特征。该组疾病存在一些共同的临床表现，皮肤表现具有特征性并且具有诊断意义。需要转诊时主要是出现以皮肤受累为主的情况（如光敏感、皮疹、瘢痕形成、脱发等），将病患转诊至皮肤科医师。对于结缔组织病的其他表现，则需转诊至相关专科。

5.1 红斑狼疮

红斑狼疮主要分为三种临床类型：慢性皮肤型（盘状）红斑狼疮（DLE）、亚急性皮肤型红斑狼疮（SCLE）和系统性红斑狼疮（SLE）。前两者只侵及皮肤，而系统性红斑狼疮则累及多个系统且常侵犯皮肤。光敏感是所有类型红斑狼疮的一个共有特征。红斑狼疮也可由药物而诱发。

许多红斑狼疮患者抗核抗体（ANA）呈阳性。根据狼疮类型的不同，抗可提取性核抗原（ENA）抗体和抗DNA抗体也可能阳性。补体C3和C4浓度可能会降低。Ro抗体和La抗体是ENA抗体的亚型。Ro、La抗体阳性的女性生育的新生儿患新生儿狼疮的风险性增高。当其备孕时，应当转诊至专科进行高危妊娠的检查。

5.1.1 慢性皮肤型（盘状）红斑狼疮

慢性皮肤型（盘状）红斑狼疮（DLE）的典型皮损为局限性或多灶性的境界清楚的红斑鳞屑性斑块并伴有显著的毛囊角栓，好发于面颈部、头皮、手及前臂等日光暴露部位。陈旧性损害可表现为色素沉着、色素减退或萎缩性瘢痕，后者发生于头皮可导致瘢痕性脱发。脱发严重且常呈弥漫性（见第91页）。及时有效的治疗对于最大限度地减少永久性瘢痕的形成十分重要。

诊断DLE需获取全面的病史资料，进行全身检查及相关实验室检查，以判断是否存在系统损害及系统损害的程度。行皮肤活检以明确诊断。

防光保护是最基本的治疗措施，嘱患者穿长袖衬衫、戴宽檐帽子并使用SPF30+的广谱防晒剂（见第183页）。

局部治疗即可控制损害，有时可使损害消退。对于较薄的斑块损害，初始治疗是涂抹强效皮质类固醇激素药膏，应用：

1 0.05%二丙酸倍他米松软膏，外用，每日1次，直至皮损消退或者初始治疗期4～6周；

或

1 0.1%糠酸莫米松软膏，外用，每日1次，直至皮损消退或者初始治疗期4～6周。

对于肥厚性皮损或顽固难治性皮损，外用软膏每天2次，并使用薄膜封包（见第60页）。应用：

0.05%二丙酸倍他米松软膏，以最佳基质配制，局部封包（见第60页），每日1～2次（视皮损厚度而定），直至皮损消退或最长使用4～6周。

若疗效不理想，转诊至专科行皮质类固醇激素皮损内注射治疗。

大约有5%的DLE患者发展为SLE，尤其是高滴度ANA的播散型盘状损害，需紧急转诊给专科接受治疗。对于治疗无效、急剧恶化、有早期瘢痕形成迹象或有脱发迹象的患者同样需转诊。如果需要临时性的治疗，应用：

25mg泼尼松（龙），口服，每日1次，6周后逐渐减量。

专业的治疗包括羟氯喹、阿维A和免疫抑制剂。

5.1.2　亚急性皮肤型红斑狼疮

亚急性皮肤型红斑狼疮（SCLE）的典型皮损为丘疹鳞屑性损害或环形损害，此症亦有光敏性，无萎缩和瘢痕形成。高达30%的SCLE患者会有一些典型的DLE样损害。可出现脱发、非瘢痕性的黏膜溃疡、网状青斑及毛细血管扩张。可出现发热、不适感及全身症状，但是内脏器官受累少见。

这种红斑狼疮的亚型通常可以通过防光保护、皮质类固醇激素外用及口服泼尼松（龙）得到很好的控制。治疗同DLE（见第39页）。

SCLE也可由药物而引起，最常见的药物是抗真菌药（如特比萘芬、灰黄霉素）和降压药（如血管紧张素转换酶抑制药、β受体阻滞药、钙通道阻滞药和噻嗪类利尿药）。停止使用并且给予对症治疗即可。

5.1.3　系统性红斑狼疮

系统性红斑狼疮（SLE）是一种多系统损害性疾病，通常需要多学科的深入研究（非皮肤性SLE的治疗，参见《治疗指南：风湿病学分册》）。典型皮损是由鼻背逐渐扩展至颊部的红斑、水肿性损害，但不波及鼻唇沟（蝶形红斑）。约30%的SLE患者会出现盘状皮损。皮肤光敏感常见，患者必须使用SPF30+的广谱防晒剂（见第183页）。为避免累及皮肤（可引发系统性级联的炎症反应），严格避光非常必要。

多数患者需要系统治疗。需要转诊至专科。

如有需要，轻度局限性皮肤损害可予皮质类固醇激素外用治疗，方法同DLE（见第39页）。

SLE也可由药物引发，但与药物性SCLE不同，累及皮肤少见而主要引起全身症状（如发热、关节炎、肌痛浆膜炎）。

引发药物性SLE与诱发SCLE的药物不同，包括肼苯哒嗪、青霉胺、英夫利昔单抗和米诺环素。对于疑似为药物性SLE的患者需要紧急转诊至风湿病科进行检查。

5.2 硬斑病（局限性硬皮病）

硬皮病是胶原过量沉积于一系列器官组织当中的一组疾病（系统性硬皮病的治疗，参见《治疗指南：风湿病学分册》）。

硬斑病（又称局限性硬皮病）是最常见的一种硬皮病，它局限于皮肤而无任何系统受累。硬斑病可为局限性亦可为泛发性，表现为单发或者多发的质硬斑块。皮损初起为略带紫红色的斑片，逐渐褪色为象牙白色。皮损逐渐变成质硬斑块，表面光滑而有蜡样光泽，斑块表面毛发脱失。随病情减轻，硬斑块变软。几年之后常会发生自然缓解。然而，为初步判断病情需转诊至专科，以提供特殊性治疗建议。

带状硬斑病是硬斑病的一种，常见于儿童，皮损呈带状分布，往往有较深的组织包括皮下脂肪、肌肉甚至骨组织的受累。紧急转诊至专科。可导致明显软组织畸形和发育异常，最终导致永久性残疾。关节受累将引起挛缩病变。

一种发生于儿童和青少年的少见类型是"刀砍状硬皮病"——头皮或颞部皮肤萎缩，看起来像是一条纵向的刀疤，伴有皮肤萎缩，且常伴有局部脱发。紧急转诊至专科，因其可能伴发严重的神经系统并发症。

硬斑病的专科治疗方法包括长期外用强效皮质类固醇激素、皮质类固醇激素皮损内注射、甲氨蝶呤和光疗。

如果未及时治疗，可引起身体残疾、关节挛缩、生长发育障碍以及严重的外貌毁损。

5.3 皮肌炎

也可参见《治疗指南：风湿病学分册》中"青少年皮肌

炎"部分，以及《治疗指南：神经病学分册》中的"多发性肌炎"部分。

皮肌炎表现为特征性皮肤损害伴肌肉炎症（肌炎）。皮肤损害常先于肌肉无力症状而出现，并且在无肌病性皮肌炎的病程中是唯一的表现。

主要的皮肤特征是：

• 眶周紫红色斑（淡紫红色皮疹）；

• 手指关节背侧的扁平丘疹（Gottron 丘疹）；

• 指关节背面红斑（Gottron 征）；

• 发生于颈肩等日光暴露部位、沿光照分布的水肿性红斑（披肩征）；

• 特征性的甲皱襞病变及护膜的不规则增厚。

通常由皮肤科医师和风湿病科医师协同诊断及治疗——适宜双向转诊。皮质类固醇激素外用药和羟氯喹为一线治疗药物，甲氨蝶呤和硫唑嘌呤用于顽固难治病例。治疗往往需数年。日晒会加重疾病，故应强调使用广谱防晒剂的重要性（见第 183 页）。虽然该病有自身免疫性基础，但接近 25% 的成年人伴发恶性肿瘤。有此病表现的患者尤其老年人需考虑副肿瘤性皮肌炎的可能。

第6章
皮肤血管炎

血管炎是一种侵犯血管壁的炎症性过程。大小血管均可参与。临床表现依受累血管的部位、大小及深度而不同。

皮肤血管炎典型皮损为可触及的紫癜样损害（压之不褪色可触及的皮疹），多见于双小腿。皮损还可有其他表现（如荨麻疹样损害、红色斑点、瘀斑、水疱、脓疱、大疱、网状青斑、溃疡、结节等）。感染、药物、血液循环、血小板数量及功能、冷热及局部压力都能对患者病情产生影响。

皮肤血管炎可发生系统损害，尤其关节及肾脏损害。

血管炎大致分为：

• 大血管炎（如多肌痛巨细胞动脉炎、Takayasu动脉炎）；

• 中血管炎（如结节性多动脉炎、川崎病）；

• 小血管炎［如白细胞碎裂性血管炎、荨麻疹性血管炎、冻疮、抗中性粒细胞胞浆抗体阳性血管炎（如Wegener肉芽肿、变应性肉芽肿性血管炎、过敏性紫癜、冷球蛋白血症性血管炎）］。

通常情况下，三种最常见的皮肤小血管炎为白细胞碎裂性血管炎、荨麻疹性血管炎和冻疮，将在下文进行论述。大中血管炎及其他类型的小血管炎在《治疗指南：风湿病学分册》中有所论及。

6.1 白细胞碎裂性血管炎

白细胞碎裂性血管炎（LCV）是最常见的一种皮肤小血管炎。

LCV的病因可能包括：

- 特发性（50%的病例）；
- 某种感染（15% ～ 20%的病例，如脑膜炎双球菌、化脓性链球菌感染，乙型或丙型肝炎、巨细胞病毒感染，HIV感染）；
- 结缔组织病（15% ～ 20%的病例，如系统性红斑狼疮、类风湿关节炎、干燥综合征）；
- 药物［10% ～ 15%的病例，如抗生素（β-内酰胺类、磺胺类）、别嘌醇、苯妥英、卡马西平、利尿药（呋塞米、噻嗪类）、非甾体抗炎药］；
- 恶性肿瘤（少于5%的病例，如白血病、淋巴瘤、骨髓异常增生症、霍奇金病等）。

药物性LCV的最常见原因是抗生素，一般在第一次服用药物后的7 ～ 21天发病，或者再次服药后的几小时至几天后发病。

虽然多数LCV病例只累及皮肤，但必须排除系统性疾病。

6.1.1 相关检查

LCV的相关检查见表6-1。环钻取活检（一份福尔马林固定的标本做组织学检查，一份新鲜的组织样本做直接免疫荧光检查）以明确诊断。问诊患者是否存在关节痛，因其为一种常见的症状。检查淋巴结以判断是否存在感染和血液系统的恶性肿瘤。常需通过尿液镜检（以发现镜下血尿、蛋白尿、红细胞管型）和培养，排除肾脏受累的可能。如果疑有其他器官（如眼、胃肠道或中枢神经系统）受累，转诊至专科。

表6-1　白细胞碎裂性血管炎的相关检查

适用于初发患者的检查	若有指征而需增加的检查
皮肤活检 全血细胞计数 C反应蛋白（CRP）或红细胞沉降率（ESR）	血培养（若有发热时） 链球菌血清学检查（尤其儿童患者） 乙型肝炎血清学检查 类风湿因子

适用于初发患者的检查	若有指征而需增加的检查
尿液镜检与培养（特定尿相差显微镜） 肾功能检查和肝生化检查	抗CCP抗体 冷球蛋白 抗核抗体（ANA） 抗中性粒细胞胞浆抗体（ANCA） 血清蛋白电泳 24h尿蛋白排出量及肌酐清除率检查 补体检测（补体C3、C4）

如果患者小腿有广泛而快速蔓延的血管炎性皮疹，并伴发热和全身不适，应尽快转诊至最近的急诊部门。

6.1.2 治疗

当LCV病因明确时（见第44页），治疗或消除病因，如治疗感染或停用致病药物。

无合并症的LCV通常是自限性的，其症状持续约3周时间。严重病例需采取治疗措施（如低于膝部的弹力袜、卧床休息）以减少外周水肿和肿胀。

> 无合并症的LCV通常是自限性的，其症状持续约3周时间。

外用皮质类固醇激素治疗无并发症的LCV缺乏证据支持。

一般经上述治疗损害会逐渐消退，所以通常无须口服治疗。因每一例患者发病原因不同而需采用特异性治疗，故难以给出一个统一的治疗方法。

对于不是由非甾体抗炎药引起的轻度LCV，非甾体抗炎药可用于缓解不适症状。

以下情况需转诊至专科：

- 皮损广泛；
- 不能确定致病原因而皮损仍在进一步扩展；

- 显著的水疱形成和溃疡症状，并且引起疼痛或不适；
- 累及其他器官系统；
- 病情迁延不愈。

等待预约就诊期间，开始皮质类固醇激素口服治疗。应用：

泼尼松（龙）25 ~ 50mg，口服，每日1次。无新发皮损时逐步减量。常规1个疗程为2 ~ 3周。

专科也可能处方秋水仙碱、羟氯喹、氨苯砜或一种免疫抑制药物。

6.2　荨麻疹性血管炎

当荨麻疹样皮损伴有以下症状时，考虑荨麻疹性血管炎：
- 伴有灼热感而不是瘙痒感；
- 持续超过24 ~ 48h；
- 消退后遗留碰伤样青肿损害（特征性提示作用）。

多数病例是特发性的，但某些病例与丙种球蛋白血症或结缔组织病相关（如系统性红斑狼疮、干燥综合征等）。荨麻疹性血管炎有两种类型——补体水平正常和补体水平降低。补体水平降低型荨麻疹性血管炎可有全身症状（如发热、乏力、淋巴结肿大），部分患者可能伴有系统受累（如肺、肾、眼）。如果怀疑是荨麻疹性血管炎，可考虑做皮肤活检以明确诊断或者直接转诊至专科。

6.3　冻疮

冻疮（chilblains, perniosis）是由持续暴露于寒冷中引起的局限性炎症性损害。潮湿和寒风会加剧寒冷效应。多见于女性、低体重者和外周循环障碍者。冻疮急性发作表现为鲜红色或紫红色肿胀，多发生于足趾和手指（较少见于足跟、鼻、耳和大腿部）。多数损害于1 ~ 3周内消退。治疗的主要目的是避免进一步发展。

通过避免寒冷、潮湿和寒风预防冻疮的发生。患者应穿宽松保暖的衣服、长裤而非短的裤子，戴手套（尤其骑自行车时），穿厚棉袜和包脚的鞋（高帮鞋）（如靴子）。劝患者戒烟，外周循环障碍者尤应注意。

冻疮泛发或疼痛时，给予强效皮质类固醇激素外用药治疗。封包性敷料可用于增强皮质类固醇激素的疗效并保护皮肤免受创伤。

应用：

1 0.05%二丙酸倍他米松软膏，以最佳基质配制，外用，每日2次，封包或不封包；

或

2 0.05%二丙酸倍他米松软膏，外用，每日2次，封包或不封包。

对于严重的反复发作性冻疮病例，考虑在进入寒冷季节之前及寒冷季节期间采取预防性治疗措施。应用：

硝苯地平控释片20mg，口服，每日1次，根据需要剂量可增加至每日60mg。

0.2%硝酸甘油软膏已用于预防性治疗，但这种方法缺乏证据支持。

第7章
皮炎

皮炎是皮肤的一种非特异性炎症反应，表现为红斑性损害，通常伴发瘙痒，有时还伴有鳞屑。每5个人中就有1人在其一生中患过皮炎。多数患者是单一的短时发作，治疗效果很好。某些类型的皮炎表现为慢性过程（如异位性皮炎、接触性皮炎等）。

皮炎的病因可以是内源性（如异位性皮炎、脂溢性皮炎、盘状皮炎、皮脂缺乏性皮炎、静脉性皮炎、手和/或足皮炎、单纯性苔藓）或外源性（如刺激性接触性皮炎、过敏性接触性皮炎、光过敏性皮炎、光毒性皮炎）。环境因素（刺激物和过敏原）可使内源性皮炎加重。即使未确定病因，皮肤损害也能获得很好的治疗效果。

对皮炎类型的诊断基于：

- 患者的病史（如异位性疾病家族史）；
- 皮损的分布模式；
- 是否伴有系统受累和其他非皮肤症状；
- 发病相关因素的判断（如职业、嗜好、近期更换的药物、新用过香水或其他皮肤用品、肥胖、便失禁）。

排除引发皮损的其他原因，如：

- 皮肤感染（见第93～107页）；
- 皮肤药物反应（见第31～37页）。

干燥性皮肤可导致皮炎，也会加重某些之前已存在的皮炎损害。一般情况下，治疗的第一步是改善皮肤状况（见第51页）。

外用皮质类固醇激素（见第54～60页）仍然是最主要的

治疗方法，但其应用方式发生了变化。外用皮质类固醇激素应足量，不要节省，涂抹于炎症性皮损区域直至皮肤完全恢复正常。让患者及患儿家长放心，外用皮质类固醇激素的益处大于其损害，可放心使用。

抗组胺药对于多数皮炎疗效有限。但一种具有镇静作用的抗组胺药睡前服用（见第208页）可改善瘙痒患者的睡眠。

皮炎消退后，皮肤往往仍处于敏感状态，易出现刺激和干燥。建议患者继续避免接触刺激物和致敏原，并在适宜时长期涂抹润肤剂。

皮炎治疗无效时，检查患者是否未做到避免接触刺激物和致敏原，并检查其对治疗的依从性。重新考虑其诊断。顽固难治病例转诊至专科。若患者正在外用强效皮质类固醇激素或口服皮质类固醇激素治疗，如有可能，在以下情况2周之前停止治疗：

• 已做预约，因为服药可能会被误诊——治疗可能会掩盖真正的诊断；

• 预做斑贴试验时，因为治疗会干扰检查结果并产生假阴性结果。

有关各皮炎亚型的知识，请参见：

• 异位性皮炎（见第50页）；

• 接触性皮炎（见第74页）；

• 脂溢性皮炎（见第61页）；

• 盘状皮炎（见第65页）；

• 皮脂缺乏性皮炎（见第66页）；

• 静脉性皮炎（见第66页）；

• 生殖器皮炎（见第66页）；

• 手和/或足皮炎（见第70页）；

• 单纯性苔藓（见第73页）；

• 尿布疹（见第143页）。

7.1 异位性皮炎

异位性皮炎常于出生后的第1年发病，但成人也可首次发病。它是遗传和环境因素之间复杂的相互作用的结果。

干燥、红斑性损害可以侵犯全身任一部位的皮肤，但典型好发部位为面部、肘部和腘窝、腕部和踝部，特征性表现为瘙痒。

治疗包括尽可能辨别并避免加重因素，在可能的情况下，改善皮肤状况和治疗炎症性皮肤损害。有效的治疗使正常的表皮屏障功能得以恢复，保护皮肤免受外界环境的不良影响。这对于婴儿尤为重要，因为发生湿疹性损害的皮肤可能对食物和环境致敏原致敏。

外用皮质类固醇激素是所有年龄组的主要治疗方法。依从性差、皮肤感染、过敏或皮炎损害严重时，可能导致治疗失败。

皮炎损害严重的患者可能需住院进行强效的局部湿包治疗。频繁发作的成人和年龄较大患儿以1个疗程的窄谱中波紫外线并结合常规局部治疗可能有效（见第171页）。重症患者可能需要口服免疫抑制剂（如环孢素、硫唑嘌呤、甲氨蝶呤等）治疗，但仅在专科医师指导下进行治疗。口服1个疗程的皮质类固醇激素治疗极少适用，因为随之常会出现反弹现象。

发作期间有镇静作用的抗组胺药可以促进睡眠，但镇静作用较小的抗组胺药无效，除非患者伴有花粉过敏或荨麻疹。鱼油或晚间服用月见草油补充剂并无益处。婴幼儿服用益生菌的益处尚未阐明。

异位性皮炎预后良好。多数患儿至学龄时都已得到缓解或实质性改善。少数在青少年时期疾病仍存在，然后持续至成年期。有儿童异位性皮炎史的成年人疾病可复发，通常因其职业（如护理、美发、食品制备等），最常见表现为手部皮炎。

7.1.1 加重因素

异位性皮炎的一些加重因素是无法避免的，其中包括气候变化、环境湿度较低、并发疾病（如上呼吸道感染）和压力。一些加重因素可以避免或治疗，如过热、皮肤刺激物、致敏原和感染因素等。

某些食物（如柑橘类水果、草莓、西红柿、番茄酱）刺激口周皮肤，并非食物过敏。进食此类食物之前，可于儿童的面部和手部涂以油脂性屏障以保护皮肤，尽可能减低刺激。

需尽量避免接触刺激物，如：

- 肥皂、香波、泡泡浴；
- 粗糙布料、羊毛、羊皮、地毯、沙和草等；
- 过度氯消毒的泳池或温泉。

虽然许多异位性皮炎患儿存在食物过敏现象，但很少是其主要病因。食物过敏最常引起荨麻疹，而非皮炎。当缺乏过敏的有力证据时，改换饮食（如改变婴儿食品配方、采用限制致敏饮食疗法等）对儿童或成人无效。

环境当中致敏原（如屋尘螨、草、花粉、动物皮屑）可使儿童（通常大于2岁）和成人异位性皮炎加重。当患者有明显的面部或眶周损害并伴呼吸系统异位性损害时需考虑以上因素的可能。

接触性皮炎（见第74～80页）可使异位性皮炎的治疗复杂化（如对皮质类固醇激素外用药成分过敏）。避免乳剂中不必要的添加剂（如香料、茶树油、羊毛脂、局部麻醉药等）。持续性或皮损分布异常的患者考虑行斑贴试验——转诊至专科进行检查。

7.1.2 改善皮肤状况

如果避免使用肥皂和泡泡浴，并且洗浴之后立即涂抹足够

> 如果避免使用肥皂和泡泡浴，并且洗浴之后立即涂抹足够的润肤剂，则每天洗浴是无害的。

的润肤剂，则每天洗浴是无害的。

对患者的建议包括以下几点：

- 使用肥皂替代物（如水合乳霜、无皂棒、无皂性清洗剂）。

- 如果皮肤非常干燥，洗浴时加入可分散性浴油。如为淋浴，淋浴后即刻往湿皮肤上喷涂油类。如果为泡浴，在洗澡水中加入浴油。

- 如果皮肤很痒，可洗燕麦浴（将半杯燕麦倒入短袜或长袜中，然后将其放入洗澡水中）。

皮肤干燥会促发异位性皮炎，因此频繁使用润肤剂以改善肌肤状况是必不可少的（见表7-1）。

表7-1 润肤剂的类型和特性

类型	实例和特性[①]
清爽而不油腻	洗剂：对于异位性皮肤保湿性不够，经常有刺激
略微油腻	亲水性乳膏：通过添加液体石蜡或白软石蜡可制备不同浓度制剂
中度油腻	含10%甘油的山梨醇乳膏：桶装或管装的配方保湿性更好，刺激性可能小于压泵式包装 羊毛醇软膏
重度油腻	50%液体石蜡混合50%白软蜡：罕见刺激，易于涂抹 乳化软膏：罕见刺激，不易涂抹
尿素乳膏（含或不含乳酸）	有效用于非常干燥的皮肤或并发的寻常型鱼鳞病，但存在活动性炎症反应时常有刺激

① 润肤剂在药物福利计划中（PBS）不能获取，除非混合物（如含20%的白软石蜡的山梨醇乳膏）是由临床医师开具的处方。

润肤剂的选择取决于：

- 皮肤干燥的程度：皮肤越干使用油性越大的润肤剂；

- 气候：炎热潮湿的天气使用油腻性较小的产品；

- 不良反应：某些润肤剂（如在压泵式分装瓶中的洗剂、山梨醇霜）会有刺激；

- 费用：简单廉价的制剂与昂贵或复合的制剂一样有效；

- 个人偏好：患者可能需要尝试几种不同的制剂。

7.1.3 感染的治疗

异位性皮肤尤易受到细菌（如葡萄球菌、链球菌）的感染和病毒［单纯疱疹病毒、传染性软疣病毒、人类乳头瘤状病毒（疣）等］的感染。有皮炎者其皮肤和鼻腔金黄色葡萄球菌带菌率高于正常人群。感染会刺激皮肤炎症反应进一步加重并使局部治疗的有效性降低。

以下情况考虑皮肤和/或鼻拭子取材进行细菌培养和药敏试验：

- 有明显的结痂或脓疱出现；

- 即使经合理的局部治疗皮炎反应仍发作不退。

如果怀疑存在单纯疱疹病毒感染（如疱疹性湿疹，见第105页）（即出现群集的水疱、糜烂破溃），也需拭子取材行病毒检测。

对于局部感染性皮损，应用：

2%莫匹罗星软膏或乳膏，外用，每日2次，持续5天。

对于广泛感染的皮炎，给予口服抗生素治疗。直到获取培养和药敏试验结果，应用：

双氯西林/氟氯西林500mg（儿童：12.5mg/kg，最大剂量500mg），口服，每6h 1次，持续5～10天。

头孢氨苄可用于对青霉素过敏的患者（速发型超敏反应除外，参见《治疗指南：抗生素分册》）。对于儿童患者，头孢氨苄常优于氟氯西林，因为液体制剂更易耐受且味道更易接受。应用：

头孢氨苄1g（儿童：25mg/kg，最大剂量1g），口服，每12h 1次，连用10天。

对于速发型青霉素过敏患儿（参见《治疗指南：抗生素分册》中的图3-1），应用：

1 克林霉素450mg（儿童：10mg/kg，最大剂量450mg），口服，每8h 1次，至少服用5天；

或

1 甲氧苄啶160mg+磺胺甲噁唑800mg（1个月或以上儿童：4mg/kg+20mg/kg，最大剂量160mg+800mg），口服，每12h 1次，连用5天。

对于反复感染者，考虑漂白剂洗浴。应用：

6%次氯酸钠溶液，每次洗浴时用60ml，每周2次。

对于已证实有金黄色葡萄球菌鼻腔带菌的复发性感染，参见《治疗指南：抗生素分册》中有关根除性方案的建议。

7.1.4 抗炎药物局部治疗

7.1.4.1 外用皮质类固醇激素治疗

外用皮质类固醇激素是所有年龄组异位性皮炎的主要治疗方法。框7-1总结了使用这些药物时的重要注意事项。

框7-1 外用皮质类固醇激素治疗皮炎

让患者及患儿家长不用担心，外用皮质类固醇激素的益处大于其损害，可放心使用。

选择对皮疹部位适宜强度的皮质类固醇激素。

选择软膏而非乳膏。

外用皮质类固醇激素：

• 每日1次通常是足够的，并保持良好的依从性；

> ·足量使用，不要节省用量；
> ·涂抹于全部炎症反应部位（而非只在严重部位），然后在其他部位涂抹一种润肤剂（涂抹皮质类固醇激素药膏之后不需再涂润肤剂）；
> ·直到皮炎消退，皮肤完全恢复正常。
> 通过经常使用润肤剂来维持长久的缓解。
> 及时重复皮质类固醇激素外用药以控制周期性发作。

外用皮质类固醇激素治疗的目的是积极治疗所有区域的炎症反应，直至皮肤完全恢复正常。治疗期间，复发较为常见。积极干预对婴幼儿尤为重要，以避免炎症的慢性循环发作。

如果治疗失败，最常见的原因是患者错误地担心外用皮质类固醇激素的安全性而未充分用药。开始治疗时，与患者和患儿家长进行探讨是十分必要的。

> 使患者及患儿家长相信外用皮质类固醇激素的安全性及益处。

皮肤萎缩是一常见的顾虑之处，但此不良反应即使在幼儿中也非常少见。全身性不良反应亦罕见。家长经常担忧外用皮质类固醇激素会使生长发育减缓。与儿童期其他慢性疾病一样，严重的异位性皮炎可导致体格发育迟缓。有效地外用皮质类固醇激素治疗有助于恢复其正常的生长发育，对于近青春期的患儿尤为重要。异位性皮炎控制不佳的危害要大于外用皮质类固醇激素的危害。

（1）外用皮质类固醇激素的选择

根据皮损的部位和严重程度，选择一种适合的皮质类固醇激素外用（见附表1-1）。皮质类固醇激素外用药在身体特定部位（即面部、腋下、腹股沟、尿布区等）透入真皮的可能性更强，故这些部位需选择一种弱效的激素制剂。有些情况下，常就诊专科，在这些敏感区域外用较为强效的皮质类固醇激素药膏长达2周时间。四肢和躯干的其他部位可予以中效皮质类固醇激素制剂外用，但在皮肤较厚部位（即手指、腕或踝部的苔藓样皮损，以及足部）则使用强效皮质类固醇激素药膏。上述制剂和用药原则同样适用于儿童及成人。

外用皮质类固醇激素制剂可以为乳膏、软膏和洗剂。由于异位性皮炎患者皮肤易于干燥，软膏基质比霜剂更为有效，并且刺激性更少。乳膏性基质可用于急性渗出性皮疹，洗剂或水凝胶适合于有毛部位的皮肤。儿童常不能耐受以酒精为基质的洗剂外用于头皮部位，因此首选水性的洗剂。

（2）外用皮质类固醇激素的使用量及使用方法

外用皮质类固醇激素应足量，不能节省，并就此向患者或患儿家长解释清楚。临床医师应该处方足够数量的药物（见附表2-1）——对一个平均体重的成人而言，全身覆盖大约需20g软膏剂或者30克的乳膏剂。药物福利计划（PBS）有权要求处方较大剂量的皮质类固醇激素。

皮质类固醇激素应外用于所有炎症反应的部位，而非仅用于最严重的部位。每日1次通常是足够的，并鼓励患者保持良好的依从性。关于使用皮质类固醇激素的具体天数不要给予精确的指导。使用药物直至皮损完全消退（通常是7～14天，但轻度病例时间短些，严重病例或肥厚皮损时间长些）。经常涂抹润肤剂以维持缓解状态（见表7-1）。周期性反复是常见现象。若皮损复发，再次开始皮质类固醇激素治疗直至皮损再次消退为止。

如果患者在预期时间内无改善，预约患者复诊。

（3）不同部位外用皮质类固醇激素的用法

▶ 面部

对于面部轻度皮炎，应用：

1%氢化可的松软膏，外用，每日1次，直至皮损消退。

若治疗7天仍未改善，或者对于面部更为严重的炎症反应，外用更为强效的皮质类固醇激素。应用：

0.1%醋丙甲泼尼龙软膏或油脂性软膏，外用，每日1次，应用 7 ～ 14 天。

当皮损消退，继续使用润肤剂（见表7-1）。

如果皮损未清除或消退不久即出现反复，转诊至专科接受治疗。

　　躯干或四肢

对于躯干或四肢部位广泛而轻度的炎症反应，需要较大量的皮质类固醇激素，应用：

0.02%曲安奈德软膏，外用，每日1次，直至皮损消退。

当躯干或四肢部位的皮炎更为严重或发生于皱褶部位时，应用：

1　0.1%醋丙甲泼尼龙软膏或油脂性软膏，外用，每日1次，直至皮损消退；

或

1　0.1%糠酸莫米松软膏，外用，每日1次，直至皮损消退。

皮损消退后，继续使用润肤剂（见表7-1）。

如果皮炎对局部治疗反应慢，考虑应用改良的敷料（即湿敷料或"浸泡和涂抹"技术，见第59页）。如果皮炎仍无改善，转诊至专科治疗。

　　手指、腕或踝部的苔藓化皮损以及足部皮损

对于手指，腕或踝部的苔藓样变，以及足部的皮损，应用：

1　0.05%二丙酸倍他米松软膏，外用，每日1次，直至皮损消退；

或

1　0.1%戊酸倍他米松软膏，外用，每日1次，直至皮损消退；

或

1　0.1%糠酸莫米松软膏，外用，每日1次，直至皮损消退。

皮损消退后，继续使用润肤剂（见表7-1）。

如果皮炎严重或对局部治疗反应慢，可以考虑应用改良的敷料（即湿敷料或"浸泡和涂抹"技术，见第59页）。如果皮炎仍无改善，转诊至专科。

▶ 头皮

对于成人头皮部位的皮炎损害，应用：

1 0.05%二丙酸倍他米松洗剂，外用，每日1次，直至皮损消退；

或

1 0.1%醋丙甲泼尼龙洗剂，外用，每日1次，直至皮损消退；

或

1 0.1%糠酸莫米松洗剂或水凝胶，外用，每日1次，直至皮损消退。

含有酒精的洗剂（如0.05%的二丙酸倍他米松洗剂、0.1%糠酸莫米松洗剂）可刺激头皮。治疗儿童头皮损害时为尽最大可能减少刺激，选择以下无酒精洗剂中的一种制剂外用。

对于轻度皮炎损害，应用：

0.05%地奈德洗剂，外用，每日1次或2次，直至皮损消退。

中度皮炎损害，应用：

0.1%醋丙甲泼尼龙洗剂，外用，每日1次，直至皮损消退。

重度皮炎损害，应用：

0.1%糠酸莫米松水凝胶，外用，每日1次，直至皮损消退。

若治疗后仍无缓解，转诊给专科医师。

▶ 腋窝和腹股沟

可参见生殖器皮炎（见第66页）和尿布疹（见第143页）。

治疗腋窝或腹股沟的轻度皮炎损害，应用：

1　1%氢化可的松软膏，外用，每日1次，直至皮损消退；
或

2　0.05%地奈德洗剂，外用，每日1次，直至皮损消退。

若治疗7天仍未见效，或皮损严重，短时间外用较强效皮质类固醇激素。应用：

0.1%醋丙甲泼尼龙软膏或油脂性软膏，外用，每日1次，直至皮损消退（通常应用7天）。

如果皮损经局部治疗未奏效，转诊给专科医师。

（4）治疗炎症性皮肤病时的改良性敷料

湿敷料和"浸泡和涂抹"技术用于治疗严重皮炎损害。选择何种方式取决于患者的偏好。封包性敷料可有效治疗较厚部位的皮损或肥厚性皮损。

湿敷料增加表皮的水化作用，从而加强皮质类固醇激素外用药的渗透性。这些敷料用于治疗：

- 严重的急性皮炎损害；
- 皮肤增厚、苔藓化。

湿敷料的应用有几种方法（见框7-2，以作为范例，此建议可以从 *eTG complete* 打印给患者作为阅读手册）。湿敷耗费时间，所以通常每晚应用1次最为方便。在潮湿的敷料下大面积外用皮质类固醇激素可致显著的系统吸收效应。然而，这些敷料通常只需应用几天时间，所以全身吸收效应不会成为一个担忧的问题。

框7-2　湿敷料的使用方法

泡浴或淋浴，轻拍以使皮肤干燥。

皮损部位涂以皮质类固醇激素外用药。

以潮湿（拧干）的湿敷料覆盖治疗部位。以舒适的水温浸泡敷料。婴儿使用连身衣作为敷料。年龄较大的儿童和成年人则用睡衣、弹力管状绷带、毛巾、床单、棉袜（足部）或棉手套（手部）作为敷料。

外面以毛巾包裹或穿上干的衣服以保暖并确保潮湿的敷料层与皮肤密切接触。

15 ～ 60min后去除湿敷料。

将皮肤擦干，然后外涂润肤剂。

"**浸泡和涂抹**"技术详述见框7-3。此建议可以从 *eTG complete* 打印给患者作为阅读手册。

框7-3 "浸泡和涂抹"技术的使用方法

睡前以温的淡水浴浸泡20min。

洗浴后不要擦干皮肤。

大剂量皮质类固醇激素涂抹受损皮肤。

穿上旧睡衣或宽松的衣服（仍不必擦干皮肤）。

次日晨涂以保湿剂。

如此每晚应用，共4 ～ 14天，直至皮损清除。

应用非渗透性的薄膜进行**封包**可以增加外用药物的吸收及皮肤的再水化作用。封包性敷料可有效治疗：

• 较厚部位的皮损（如掌跖部位）；

• 表现为肥厚性皮损的皮肤病（如结节性痒疹、肥厚性扁平苔藓、增殖性瘢痕等）。

首先清洁皮肤并在皮肤尚潮湿的状态下涂抹外用药物，然后再以防水敷料或塑料薄膜包裹皮损并过夜。对于手指或足趾部位的皮损，低致敏胶带可作为封包性敷料。

封包可能的不良反应包括皮肤浸渍、毛囊炎及痱子等，还会促使外用皮质类固醇激素发生如皮肤萎缩和毛细血管扩张等不良反应，应慎用于儿童。

7.1.4.2 外用吡美莫司和焦油制剂

1%吡美莫司乳膏是一种外用非甾体免疫抑制剂，功效等同于弱效外用皮质类固醇激素。由于其效力低，不适用于急性、严重发疹的病例。可作为维持治疗或终止早期发疹的药物而有效治疗敏感部位（如颜面/眼睑、腋窝、腹股沟等）的皮损。最初所关注基于其作用机制的长期用药可能导致的潜在致癌作用，尚未得到证实。

应用：

1%吡美莫司（成人或3个月以上儿童），外用，每日1次或2次。

焦油制剂与其他局部治疗联合应用，尤其有助于干燥或慢性苔藓化皮炎的治疗（如手、足、膝等部位）。应用：

3%～6%LPC+2%～6%水杨酸水合霜剂或单软膏，外用，每晚1次❶。

7.2 脂溢性皮炎

脂溢性皮炎是一种以红斑鳞屑性皮损为特征性表现的慢性复发性皮肤病，头皮最为多见。面部皮损主要发生于颊部中央、鼻部和鼻唇沟部位，为面部"蝶形"皮疹最常见的原因（蝶形皮疹亦见于系统性红斑狼疮，但不累及鼻唇沟处）。

病因尚不明确，但马拉色菌被认为是其致病原因之一，其成为以抗酵母菌药物进行治疗的理论基础。

婴儿脂溢性皮炎（见第141页）与成人脂溢性皮炎是两种不同的疾病。

7.2.1 头皮脂溢性皮炎

轻度头皮脂溢性皮炎的一线治疗（包括头皮屑）是应用一个标准化的洗发香波，每日1次直至头皮皮损消退为止。

如果治疗无效或皮损严重，推荐日常使用抗酵母菌的洗

---

❶ LPC=liquor picis carbonis=煤焦油溶液。

发香波（如根据皮损严重程度和治疗反应，每周2次或每日1次）。规范的抗酵母菌洗发香波包括含有环吡酮胺、吡啶硫锌，二硫化硒、酮康唑、咪康唑或煤焦油成分的洗发水。对某一特定洗发水的效果可能会减弱，所以应更换不同类型的产品。

可能需要抗酵母菌洗发水联合皮质类固醇激素洗剂和/或焦油类洗发水控制自觉症状（如瘙痒）和皮屑的治疗。

若抗酵母菌洗发水疗效不充分，可加用一种外用皮质类固醇激素药治疗，因其与头皮接触时间更长。在有毛发的部位，洗剂比霜剂更易涂抹。应用：

▌ 0.05%二丙酸倍他米松洗剂，外用于头皮，每晚1次，连用7天；

或

▌ 0.1%醋丙甲泼尼龙洗剂，外用于头皮，每晚1次，连用7天；

或

▌ 0.1%糠酸莫米松洗剂，外用于头皮，每晚1次，连用7天。

如果一种抗酵母菌洗发水结合皮质类固醇激素洗剂疗效仍不充分，且仍有部分区域鳞屑很厚，则根据需要添加焦油类药物——每周1次或者2次，视病情严重程度和临床反应变换不同的使用频率。使用：

▌ 含1%煤焦油的乳液或凝胶，外用于头皮，每周1次或2次，或视需要而定。晚间使用，次日晨起以抗酵母菌的洗发水将其洗掉；

或

▌ 3%～6%LPC+3%水杨酸水合霜剂，外用于头皮，每周1次或2次，或视需要而定。晚间使用，次日晨起以抗酵母菌的洗发水洗掉❶。

如果上述联合治疗失败，以皮质类固醇激素洗发水替代抗酵母菌洗发水，每周2次。应用：

0.05%丙酸氯倍他索洗发水，洗发，每周2次（另外5天应用抗酵母菌的洗发水）。

7.2.2 面部、皱褶部位及阴囊脂溢性皮炎

对面部脂溢性皮炎，嘱患者应用刺激性小的洁面乳，并使用洗发水清洗头发以减少头皮上酵母菌的滋生。

外用皮质类固醇激素（应用常识参见第54～56页）与抗真菌药膏联合应用以获得最佳疗效，但复发很常见。复合制剂是一线用药。应用：

1 1%氢化可的松+1%克霉唑乳膏，外用，每日1次或2次，直至皮损清除或最长用至2周；

或

1 1%氢化可的松＋2%咪康唑乳膏，外用，每日1次或2次，直至皮损清除或最长用至2周。

如果应用复合制剂2周仍未奏效，则两种制剂分开使用，即：

1 0.05%地奈德洗剂，外用，每日1次，直至皮损清除或最长用至2周；

或

1 0.1%醋丙甲泼尼龙乳膏，外用，每日1次，直至皮损清除或最长用至2周；

加用

1 1%联苯苄唑乳膏，外用，每日1次，直至皮损清除或

---

❶ LPC=liquor picis carbonis=煤焦油溶液。

最长用至2周；

　　或

　　1　1%克霉唑乳膏，外用，每日2次，直至皮损清除或最长用至2周；

　　或

　　1　1%益康唑乳膏，外用，每日2次，直至皮损清除或最长用至2周；

　　或

　　1　2%酮康唑乳膏，外用，每日1次，直至皮损清除或最长用至2周；

　　或

　　1　2%咪康唑乳膏，外用，每日2次，直至皮损清除或最长用至2周。

　　如果上述治疗仍无效，则可应用一种弱效焦油类乳膏。应用：

　　1% ~ 2%LPC水合或山梨醇霜，外用，每日1次，直至皮损清除或最长用至2周。❶

　　对于皮损严重或局部治疗无效者，应转诊专科。

　　维持治疗方面，则建议患者经常使用润肤剂（见表7-1）。当病情复发时，短期重复上述局部治疗方法（如给予7天治疗）。

7.2.3　躯干部脂溢性皮炎

　　躯干部脂溢性皮炎的治疗与面部、褶皱部位及阴囊脂溢性皮炎（见第63页）相同，但可使用一种更为强效的焦油类制剂。

　　对于躯干部位的外用焦油制剂，推荐的强度是：

---

　　❶　LPC=liquor picis carbonis=煤焦油溶液。

3% ～ 6% LPC+2% ～ 6%水杨酸水合剂或山梨醇霜，外用，每日1次或2次。❶

7.3 盘状皮炎

盘状皮炎（也称钱币状湿疹）表现为圆形或椭圆形斑块，边界清楚。斑块伴有剧烈瘙痒，且反复搔抓致表皮剥脱后易继发细菌感染。与体癣（圆癣）不同，无皮损中央消退现象。多见于中老年人，也可见于儿童。病因不清楚。

若皮损潮湿或结痂，行拭子细菌培养及药敏试验。如果存在皮肤感染，治疗同感染性异位性皮炎（见第53页）。

局部外用强效皮质类固醇激素药膏。软膏比乳膏更好，因其透皮吸收更好且刺激性更小一些。

应用：

1 0.05%二丙酸倍他米松软膏，外用，每日1次，连续2周；

或

1 0.1%戊酸倍他米松软膏，外用，每日1次，连续2周；

或

1 0.1%糠酸莫米松软膏，外用，每日1次，连续2周。

如果治疗2周皮损仍未清除，尝试使用更强效的皮质类固醇激素并结合一种改良的敷料治疗法（见第59页）。如果皮损局限，使用封包性敷料，如皮损广泛，则使用湿敷料或"浸泡和涂抹"技术。应用：

0.05%二丙酸倍他米松软膏，以最佳基质配制，外用，每日1次，直至皮损清除或最长用至4周时间。

如仍无疗效，则需转诊至专科。

---

❶ LPC=liquor picis carbonis=煤焦油溶液。

7.4　皮脂缺乏性皮炎

皮脂缺乏性皮炎由皮肤干燥引起，表现为皲裂性皮炎，呈"瓷砖样裂纹"外观，常见于老年人。其可能是甲状腺功能减退症的一种皮肤表现，亦可见于服用药物如利尿药或降脂药的患者。

治疗主要是纠正皮肤干燥的症状（见第51页）。

若治疗后无缓解，外用皮质类固醇激素。使用：

ꞏ 0.1%醋丙甲泼尼龙软膏或油脂性软膏，外用，每日1次，直至皮损清除（通常需要1～2周）；

或

ꞏ 0.02%曲安奈德软膏，外用，每日1次，直至皮损清除（通常需要1～2周）。

皮损消退后，继续使用润肤剂防止皮肤干燥（见表7-1）。

7.5　静脉性皮炎

静脉性皮炎（瘀滞性皮炎）继发于静脉高压，参见《治疗指南：溃疡与创面管理分册》中有关皮肤护理的建议（下肢静脉性溃疡）。

7.6　生殖器皮炎

生殖器皮炎表现为瘙痒、排尿困难、烧灼感和因搔抓而导致的疼痛感，异位性体质者最为常见。皮疹界限不清，为非特异性，红斑鳞屑性损害长期迁延的病例常出现苔藓样变，尤见于肛周及大阴唇部位。生殖器皮炎下述情况可以加剧：

• 浸渍［如因戴卫生护垫或夜间戴尿布，或由于身体分泌物（如汗液、粪便、尿液）］；

• 封闭状态［如因肥胖或不活动（如老年人、坐轮椅患者）］。

在围绝经期，绝经后妇女和哺乳期妇女，因雌激素缺乏可能导致生殖器皮炎。

生殖器皮炎可因接触过敏而致。常见的致敏原包括外用药物、防腐剂、香料和避孕套中含有的乳胶成分。精液过敏也可能是女性生殖器皮炎的一个病因。

男性生殖器皮炎发生于阴囊和腹股沟部位。如果发生于阴茎，则考虑致敏原直接接触或间接由手指而传播。脂溢性皮炎和异位性皮炎一般不累及阴茎。

如果生殖器皮炎继发感染，最常见病因为白色念珠菌或金黄色葡萄球菌感染。女性生殖器皮炎常被误诊为念珠菌感染。

生殖器银屑病（见第168页）可能与外阴皮炎混淆，尤其儿童更易如此。银屑病是肛周及生殖器持续性发疹的常见原因。

生殖器皮炎的治疗原则包括除外感染、减少加重因素以及皮质类固醇激素类外用。生殖器皮炎常反复发作，嘱患者：

- 坚持遵从有关最大限度减少加重因素的医嘱（见第68页）
- 复发迹象一出现即重启皮质类固醇激素外用治疗（见第68页）。

7.6.1 初始治疗

查找感染源（细菌培养和皮肤刮屑检查），如有需要则给予治疗（见第53页）。对于成年女性，需排除念珠菌感染（见第20页），并行阴道检查和后阴道拭子检查以排除其他病变。对青春期前女童不需要做念珠菌检查，亦不必做阴道拭子检查。如果患者主诉其排尿困难，行尿样检查是否存在尿路感染。近1个月内曾接受抗真菌治疗的患者，念珠菌检查可能出现假阴性的结果。

应尽可能去除刺激物和致敏原。

嘱患者避免：

• 应用某些物品（如误诊为念珠菌而使用的咪唑类乳膏、湿纸巾、女性卫生用品）；

• 卫生垫和月经垫；

• 肥皂，过度洗浴和泡沫浴（使用一种肥皂替代品或在含沐浴油的水中泡澡）；

• 封闭性紧身衣（如尼龙内衣、丁字裤、含莱卡的舞蹈服或运动服）；

• 湿的泳衣。

劝肥胖患者减轻体重。

处理便失禁。

经常使用温和的保湿霜（如亲水性霜剂）。

7.6.2　外用皮质类固醇激素治疗

7.6.2.1　成人

对于女性和男性患者，治疗生殖器皮炎最常见的错误之处是未得到足够长时间的皮质类固醇激素局部治疗，可导致疾病复发。然而难以作出明确诊断。治疗2周后复查。如果诊断不明确，需转诊至专科。

对于明确诊断为非苔藓样变的成年患者，应用：

0.1%醋丙甲泼尼龙软膏，外用，每日1次，连用2～4周，直至症状缓解；

然后以

1%氢化可的松软膏，外用，每日1次，连用2～4周，以防止复发。

对于明确诊断为苔藓样变的成年患者，应用：

0.05%戊酸倍他米松软膏，外用，每日1次，直至瘙痒和苔藓样变损害消退（通常需2～4周）；

之后以

0.1%醋丙甲泼尼龙软膏，外用，每日1次，连用4周；

之后以

1%氢化可的松软膏，外用，每日1次，连用4周，以防复发。

对于患者苔藓化皮损顽固不退，应转诊至专科，治疗方法可能包括皮质类固醇激素皮损内注射。

当皮肤恢复正常，瘙痒症状消退，则应用一种温和的屏障保护剂使皮肤免受湿气和摩擦的损伤。

在复发迹象刚一出现时，治疗使用：

0.1%醋丙甲泼尼龙软膏，外用，每日1次，连用4周；

然后以

1%氢化可的松软膏，外用，每日1次，连用4周，以防复发。

7.6.2.2 儿童

对存在苔藓样变皮损的儿童患者，转诊至专科接受治疗。在预约等待期间，开始皮质类固醇激素外用治疗。

明确诊断为非苔藓样变的儿童患者，使用：

1%氢化可的松软膏，外用，每日2次，最长2周，直至瘙痒消退，皮肤颜色和质地恢复正常为止。

若瘙痒再度出现，则立即重启皮质类固醇激素治疗过程。如若无效，转诊至专科。

如果存在肛周瘙痒的症状，排除蠕形住肠线虫感染的可能（线虫、蛲虫；参见《治疗指南：抗生素分册》）。

当皮肤恢复正常，瘙痒症状消退，则应用一种温和的屏障保护剂使皮肤免受湿气和摩擦的损伤。

7.6.3 治疗失败的情况

生殖器皮炎顽固对抗治疗可能存在以下情况：

- 检查患者是否避免接触刺激物和致敏原；
- 检查治疗的依从性；
- 重复微生物检测（要求实验室报告非白色念珠菌菌种）；
- 排除外源性致敏物（见第68页；可能需转诊至专科行斑贴试验）；
- 重新考虑诊断（排除银屑病、乳房外Paget病、扁平苔藓、硬化性苔藓）。

如果无法确定治疗失败的原因，或疑有更为严重疾病的可能，转诊至专科。

7.7 手和/或足部皮炎

可能会被误诊为手或足部皮炎的疾病包括癣（见第96页）、疥疮（见第109页）和银屑病（见第166页）。

手背或手指部受累而手掌面未累及的皮炎通常是外源性皮炎的表现（见第76页）。

7.7.1 少年足前段皮炎

少年足前段皮炎少见，常见于异位性体质的儿童。侵犯足跖表面前端，此处皮肤发红、变光及皲裂。经常在剧烈的炎症反应、极度干燥和皲裂之间循环发作。主要症状是皲裂引起的疼痛而非瘙痒。偶有指尖受累。

本病冬季病情好转（穿戴鞋袜时），夏季加重（脚面包裹减少时）。避免接触刺激物（如肥皂和洗发水）并使用肥皂替代品。

在炎症反应急剧发作期间，使用：

0.05%二丙酸倍他米松软膏，外用，每晚1次，应用1～2周，直至皮损消退。

如果炎症反应非常严重，湿敷料结合皮质类固醇激素外用（如使用潮湿的袜子做湿敷料；见第59页）。炎症消退随即每日2次涂抹润肤剂。如果不伴皲裂，应用含尿素的润肤剂[如10%尿素霜（含或不含乳酸或羧酸吡咯烷酮钠）]。尿素霜有刺激，患儿皮肤发炎或皲裂时不能耐受。

当皮肤干燥和/或开裂时外用皮质类固醇激素无效。

在皮肤皲裂阶段，应用含10%甘油的山梨醇霜作为润肤剂，每日2次，亦可用：

含4%复方安息香酊的黄软石蜡，外用于皮肤皲裂处，每日1次或2次。

为加快愈合，应用上述制剂然后用低敏性胶带将皮肤皲裂处封住。

在皮肤干裂阶段，早晨应用4%复方安息香酊（如上），晚间应用一种焦油制剂。使用：

含3%LPC的山梨醇霜，外用，每晚1次，睡前使用。❶

此病预后良好，到青春期常自行缓解。

7.7.2 汗疱疹

汗疱疹（排汗障碍性湿疹）表现为小水疱（严重时会出现大疱），发生于手掌、手指侧缘和足底。原因不清，可与异位性皮炎并发。手部汗疱疹可由足癣的急性炎症反应诱发（治疗除头皮或甲以外的癣病，见第98页）。过热、接触刺激物和精神压力等因素均可导致病情加重。

汗疱疹常难以治疗，可能需转诊专科进行治疗。早期治疗对获取疗效非常重要。病情易于反复，患者常在小水疱出现之前即有自觉症状出现。

初始阶段可能水疱破溃而出现渗液，往往伴剧烈瘙痒。

---

❶ LPC=liquor picis carbonis=煤焦油溶液。

行拭子取材细菌培养和药敏试验。感染的治疗同异位性皮炎（见第53页）。

为促使皮损干燥，手或足浸泡于盐水中［盐2.5g（约1/2茶匙）溶解于250ml（1杯）水中］。轻拍皮肤使之干燥，然后涂以强效皮质类固醇激素药膏。初始先用乳膏，然后于皮肤干燥后涂以软膏。

对于急性发疹的初始治疗是外用一种强效皮质类固醇激素。使用：

1   0.05%二丙酸倍他米松乳膏或软膏，外用，每日1次或2次，直至皮损消退，联合或不联合改良性敷料（见第59页）；或

1   0.05%戊酸倍他米松乳膏或软膏，外用，每日1次或2次，直至皮损消退，联合或不联合改良性敷料（见第59页）；或

1   0.1%糠酸莫米松乳膏或软膏，外用，每日1次或2次，直至皮损消退，联合或不联合改良性敷料（见第59页）。

急性复发性汗疱疹，外用超强效皮质类固醇激素。使用：

1   0.05%二丙酸倍他米松乳膏或软膏，以最佳基质配制，外用，每日1次或2次，直至皮损消退或最长用至2周，联合或不联合改良性敷料（见第59页）；或

1   0.1%戊酸倍他米松乳膏或软膏，外用，每日1次或2次，直至皮损消退或最长用至2周，联合或不联合改良性敷料（见第59页）。

急性发作病情严重者（即有明显水疱形成并伴剧烈瘙痒）可能需皮质类固醇激素系统治疗。应用：

泼尼松（龙）25mg（儿童：0.5mg/kg，最大剂量25mg），

口服，每日1次，共3～4天，2～3周后逐渐减量。

如果治疗无效，转诊至专科。

建议患者皮损消退即开始应用手部保护制剂（同接触性皮炎，见第76页）。

7.8　单纯性苔藓

单纯性苔藓是因一种瘙痒性皮炎而反复摩擦或搔抓导致的皮肤增厚，常发生于前臂伸侧，亦可发生于颈部、手臂、腹股沟、小腿或踝部。

需要应用强效皮质类固醇激素以透过肥厚性皮损，并打破瘙痒‐搔抓循环。使用：

❘ 0.05%二丙酸倍他米松软膏，外用，每日1次或2次，直至皮损消退或最长用至4周；

或

❘ 0.05%戊酸倍他米松软膏，外用，每日1次或2次，直至皮损消退或最长用至4周；

或

❘ 0.1%糠酸莫米松软膏，外用，每日1次或2次，直至皮损消退或最长用至4周。

若无缓解，则外用超强效皮质类固醇激素，联合或不联合封包。使用：

❘ 0.05%二丙酸倍他米松软膏，以最佳基质配制，外用，联合或不联合封包（见第60页），每日1次或2次，直至皮损消退或最长用至2周；

或

❘ 0.1%戊酸倍他米松软膏，外用，联合或不联合封包（见第60页），每日1次或2次，直至皮损消退或最长用至2周。

如果仍无缓解，转诊至专科。

7.9 接触性皮炎

接触性皮炎是最为常见的职业性皮肤病，是造成工作时间丢失和长期丧失工作能力的重要原因。它是由可能存在于家庭、工作或娱乐环境中的外源性致敏原所引起。手部皮损最为常见。接触性反应最常表现为皮炎损害，但亦可有其他形态的表现（如荨麻疹、光敏、痤疮等）。

接触性皮炎可因刺激物或过敏原而发病，很难从临床或病理表现上将两者区分开。至少70%的患者因刺激而发病，但刺激性皮炎者患过敏性接触性皮炎的风险增加。内源性皮炎（如异位性皮炎）与接触性皮炎并存的情况并不少见。

皮肤刺激可能由以下因素导致：

· 仅接触一次某种高浓度的强刺激性化学物质（多数人受累，无论何种皮肤类型）；

· 反复接触较弱的刺激性物质（更为常见，尤易侵犯敏感皮肤者）。

累积的刺激性接触性皮炎可于数月或数年之后发生，其取决于刺激物的性质及皮肤的敏感性。例如，清洁人员可能突然出现手部皮炎，并未改换常用的清洁产品或暴露于其他的刺激物之下。手部皮炎常恢复缓慢或难以彻底治愈，是由于手部难以防护所有的刺激物。

约20%的接触性皮炎是由过敏原引起。人群中约4.5%对镍过敏，而1%～3%对化妆品中某种成分过敏。橡胶手套皮炎最常表现为迟发性过敏性接触性皮炎，但也可表现为速发型超敏反应（如乳胶相关性超敏反应）。

7.9.1 治疗

治疗接触性皮炎的第一步是：

• 通过采集全面的病史资料，判断其工作、家庭和娱乐环境中所接触的刺激物和致敏原；

• 评估内源性皮炎（如异位性皮炎）是否为致病因素；

• 筛查所应用的所有外用制剂是否存在刺激性和致敏性的潜在可能，无论经常使用或间歇使用（如处方药、非处方药、替代和补充药品、化妆品、个人日常护理用品）。

"诊断性应用试验"和斑贴试验（见下文）可用于判别刺激物或致敏原。

当怀疑接触性皮炎与工作有关时[1]，与患者雇主取得联系，并拿到安全数据表（SDS）以查找患者所接触的危险物品。从SDS以下情况有可能实现：

• 辨别引发疾病的刺激物或致敏原；

• 获取合适的防护服的信息（如手套的类型）。

对接触性皮炎的皮肤损害给予适当的治疗（见第76～79页）。患者可能需要开具医疗证明以改换工作，直至皮损消退为止。避免进一步接触致敏原或刺激物。如通过治疗皮炎不能清除，因可能存在诊断错误而需转诊给专科医师。

7.9.1.1 "诊断性应用试验"和斑贴试验

在社区医疗中，"诊断性应用试验"有助于检测患者所使用的某种产品（如乳膏、化妆品、湿纸巾等）是否是接触性皮炎的病因。嘱患者将测试物涂于肘窝处，早晚各1次，最长7天，如果局部出现皮疹则回报结果。

斑贴试验用于鉴别引起接触性皮炎的特异性变应原。例如，含多种成分的物质（如某种霜剂）中，致敏原可能是其活性成分、防腐剂，也可能是其基质。转诊给皮肤科医师行

---

[1] 工作相关接触性皮炎的更多信息可从以下组织获取：澳大利亚洲安全工作（www.safeworkaustra-lia.gov.au/sites/swa/whs-information/hazardous-chemicals/dangerous-goods/pages/hazardous-sub stance）和职业性皮肤病研究与教育中心（www.occderm.asn.au）。

皮肤斑贴试验以明确过敏性接触性皮炎的诊断并确定其致敏原。

以下情况转诊给皮肤科行斑贴试验也是适合的：

· 手或面部皮炎持续不退或反复发作（临床表现不足以区分刺激性接触性皮炎、过敏性接触性皮炎和内源性皮炎）；

· 长期存在被考虑为刺激性接触性皮炎或内源性皮炎（如静脉性、异位性皮炎）的皮损出现恶化或者改变（如形态、范围、严重程度等）；

· 先前的有效治疗对皮炎无效。

7.9.1.2 局部治疗

（1）手部

手部接触性皮炎的预防措施包括避免：

· 皮肤直接接触刺激物（如肥皂、洗涤剂、水、油、油脂）；

· 需要使用强效清洁剂的较脏工作环境。

对于一般性家务劳动的防护，使用橡胶或聚乙烯（PVC）手套即可（最好采用棉衬里的手套或棉质手套）。皮炎患者会因出汗而加重故应经常摘除手套。

对于工作中接触化学物品者，应从安全角度考虑和其所处理的化学品的种类［从患者雇主处拿到安全数据表（SDS）以获取相关建议］来确定使用何种手套。对于灰尘、泥土、摩擦、油污或某些油类的保护，棉质或皮质手套最为适宜。

经常使用润肤剂（如乳化性软膏、富含甘油的霜剂等），尤其在工作完成之后：

· 改善症状和促进皮损消退；

· 降低职业性皮炎的发生率。

手部接触性皮炎的局部治疗与异位性皮炎相同（见第57页）。当皮炎急性发作和加重时，可能需口服皮质类固醇激素治疗。转诊至专科明确诊断并行斑贴试验。与此同时，使用：

泼尼松（龙）25～50mg，口服，每日1次，使用5～7天，然后经2周逐步减量以尽可能减少反弹。

若条件允许，在以下情况之前尽量停用皮质类固醇激素外用药及口服药2周时间：

• 已预约转诊，因为可能存在误诊——治疗可能会掩盖真正的诊断；

• 行斑贴试验，因为治疗会干扰检查结果并产生假阴性。

（2）面部

面部接触性皮炎可能是对下述物品的一种反应：

• 空气中的刺激物或致敏原（如香料、发胶、空气清新剂；若累及眼睑及颈部则提示可能为空气致敏原）；

• 直接用于面部的产品（如化妆品）；

• 意外传播到面部的产品（如染发剂、指甲油、手套等）。

化妆品较少引起面部过敏性接触性皮炎，但往往会引起皮肤敏感者的刺激反应。停用所有化妆品并进行"诊断性应用试验"（见第75页）。

为减轻炎症反应，以一种皮质类固醇激素外用药开始治疗。除非皮肤干燥或异位性体质，否则乳膏和保湿露优于软膏剂，因其引发痤疮或阻塞毛孔的可能性较小，且外观上更易接受。但软膏不含防腐剂且保湿性更好。使用：

1 1%氢化可的松乳膏或软膏，外用，每日1次，直至皮损清除，最长用至1周；

或

2 0.05%地奈德洗剂，外用，每日1次，直至皮损清除，最长用至1周。

如果1周后皮损仍未消除，使用：

0.1%醋丙甲泼尼龙乳膏或软膏，外用，每日1次，最长用至1周。

如仍未缓解，转诊至专科。

（3）生殖器腹股沟部位

接触性皮炎可以与生殖器腹股沟部位其他的皮肤病并发（如苔藓样变的内源性皮炎、脂溢性皮炎、念珠菌病、癣病、银屑病等），其中某些疾病（如念珠菌病、癣病、银屑病）也可使接触性皮炎复杂化。

避免接触可疑致敏原或刺激物（如肥皂、清洁剂、卫生喷雾剂等），肛周、外阴及阴茎部位需尤为注意。减少出汗和衣物引起的摩擦。

治疗细菌或念珠菌的感染［如包皮龟头炎（见第15页）、皮肤念珠菌病（见第99页）或外阴阴道炎（见第19页）］。

为减轻炎症反应，使用：

0.1%醋丙甲泼尼龙乳膏、软膏或含脂软膏，外用，每日1次，直至皮损清除（通常约为7天）。

有时，尤其是在女阴、阴茎或阴囊有急性发疹时，炎症反应有充足的理由进行一个疗程的口服皮质类固醇激素治疗。此类患者应转诊给专科医师以明确诊断并做斑贴试验。与此同时，应用：

泼尼松（龙）25～50mg，口服，每日1次，连用5～7天，然后经2周递减以使反弹可能减至最低。

若条件允许，在以下情况之前尽量停用皮质类固醇激素外用药及口服药2周时间：

· 已预约转诊，因为可能存在误诊——治疗可能会掩盖真正的诊断；

· 行斑贴试验，因为治疗会干扰检查结果并产生假阴性。

（4）足部

足部接触性皮炎通常是由出汗过多而引起（见第198页）。汗液可以引起刺激反应，并可从鞋袜中滤出致敏原。应避免在高温环境中穿厚重的工作靴或鞋类。若不可能做到，则应穿厚的棉袜作为保护屏障。

为减轻炎症反应，应外用一种强效皮质类固醇激素。使用：

0.05%二丙酸倍他米松乳膏或软膏，外用，每日1次，直至皮损清除，最长用至4周。

当足部接触性皮炎对此初始治疗无反应，或为慢性或苔藓化皮损时，应使用更为强效的皮质类固醇激素。使用：

0.05%二丙酸倍他米松乳膏或软膏，以最佳基质配制，外用，每日1次，直至皮损清除，最长用至4周。

对于急性发作及皮损严重的病例，可能需要1个疗程的口服皮质类固醇激素治疗。使用：

泼尼松（龙）25～50mg，口服，每日1次，连用5～7天，然后经2周递减以使反弹可能减至最低。

当足部皮肤干燥或皲裂为其主要表现时，应用润肤剂［如含10～20%甘油的山梨醇霜、10%尿素霜（含或不含5%的乳酸）］。

患有慢性皮炎并对上述治疗无效者，转诊至专科。

若条件允许，在以下情况之前尽量停用皮质类固醇激素外用药及口服药2周时间：

• 已预约转诊，因为可能存在误诊——治疗可能会掩盖真正的诊断；

• 行斑贴试验，因为治疗会干扰检查结果并产生假阴性。

7.9.1.3 预后问题

如果患者能够避免接触刺激物或致敏原，接触性皮炎的预后良好。皮肤外观看起来痊愈之后的数周或数月内，皮肤可能对刺激的敏感性较高。因此，在皮肤外观和自觉症状恢复正常之后的很长一段时间都需采取防护性措施（如使用润当明显康复后,皮肤可能会对刺激更敏感。

肤剂、戴手套、减少出汗等),并可能需要长期坚持。

如果患者不容易做到避免接触刺激物或致敏原或无法长期维持皮肤正常状态,则预后较差。职业性手部皮炎患者尤其如此。有时需要改换职业。

7.9.1.4 复发或恶化

接触性皮炎恶化或复发,通常是因为患者在工作和/或在家中未坚持防护措施而引起。接触性皮炎恶化或复发的其他可能原因包括:

· 新的接触性致敏原(如橡胶手套),尤其当皮损分布、形态和/或严重程度发生改变时;

· 感染(尤其是金黄色葡萄球菌感染);

· 对外用药物中所含有的活性成分或非活性成分过敏(如香料、防腐剂等);

· 环境改变(如家中或工作当中接触或替换了一种刺激性更大的物品)。

若疑有新的致敏原存在,则考虑转诊至皮肤科行斑贴试验检查。

第8章

脱发

8.1 毛发生长周期的生理学

人的一生当中，每一毛囊都会经历多个包含生长期、退行期和休止期的生长周期（见表8-1）。在任一时间，大多数的头皮毛发都处于生长期（生长周期中的生长期），以维持头发的容量，并使其进一步生长。休止期的毛发经常于洗发和梳理时脱落。

表8-1 头发的生长周期

生长周期	情况描述	持续时间	同一时间所处生长周期毛发相对占比
生长期	头发活跃生长，每月大概1cm	2～6年	85%～90%
退行期	过渡阶段	1～2周	少于1%
休止期	静止期，也称脱落期每日脱落不超过100根头发均属正常	20周	10%～15%

脱发表现为不同类型是由于生长周期被中断在不同的阶段。

8.2 脱发疾病概述

对脱发患者进行治疗需要了解：
- 正常的毛发生长周期（见表8-1）；
- 毛发在社会文明方面的重要意义；
- 脱发对男性和女性所引发的焦虑情绪。

以头发为例，脱发疾病大致可分为三种类型——图案型、弥漫型、局限型（或斑片型）。特征性的头皮表现见表8-2。

表8-2 图案型、弥漫型和局限型（或斑片型）脱发的鉴别诊断

头皮状况	诊断	
	常见	不常见
图案型脱发	雄激素性脱发（男性和女性图案型脱发）（见第83页）	前额纤维化脱发（瘢痕性脱发的一种类型）
弥漫型脱发	休止期脱发（急性和慢性）（见第87页）	斑秃（见第89页） 先天性毛发疾病（如先天性少毛症）
局限型（或斑片型）脱发	斑秃（见第89页） 头癣（儿童更常见，成人少见，见第98页）	瘢痕性脱发（如盘状红斑、毛发扁平苔藓；成年人更常见，儿童少见，第91页） 拔毛癣（见第91页）

　　用于区分斑秃、头癣、拔毛癣（儿童局限型或斑片型脱发的主要原因）的临床特征，见表8-3。

表8-3 区分斑秃、头癣和拔毛癣的临床特征

项目	斑秃	头癣	拔毛癣
脱发的表现模式	散在分布的圆形或椭圆形完全性脱发斑	局限或多灶性的部分性脱发斑	奇特的或地图样部分性脱发斑
脱屑、结痂、头皮炎症	无	有	无
其他有鉴别诊断意义的临床症状	皮肤镜下感叹号样的头发（即毛发在头皮表面逐渐缩窄） 其他部位脱发（如眉毛、睫毛） 甲营养不良（如凹坑、粗糙）	伍德灯下亮绿色荧光（仅犬小孢子感染） 脓癣（有痛的泥沼样肿胀），局部淋巴结肿大和严重感染后瘢痕形成	断发长短不一 额顶部头皮最常受累 触感为短而粗的毛茬

8.3　雄激素性脱发

雄激素性脱发（在男性中又称男性型脱发，在女性中又称女性型脱发）是一种与年龄相关的毛发生长性疾患，发生于具有遗传易感性的人群。由于雄激素对头皮毛囊的影响，终末期毛发被细短的毳毛所取代。到70岁的时候，大约有80%的男性白种人和60%的女性白种人受累。

男性型脱发从两鬓出现发际线后退（双侧颞部都有后退）开始发病，且进展到顶部脱发。女性型脱发最初表现为头顶后部弥漫性稀疏变薄，发际线变宽和马尾部头发容量减少。常表现为前额发际线更为稀疏。阵发性突然大量掉发常见。

女性雄激素性脱发与雄激素过多性疾病（如多囊卵巢综合征）及雄激素分泌性肿瘤相关。然而，只有不到5%的女性雄激素性脱发患者伴有有血清雄激素水平升高，患病的易感性取决于效应器官的超敏性。除非女性患者有男性化的其他表现（如月经不调、多毛、痤疮），否则无需常规做血清雄激素浓度测定。

外源性类固醇激素［如丹那唑、脱氢表雄酮（DHEA）］或雄激素（如睾酮）也可以促发雄激素性脱发。如果外源性类固醇激素被怀疑是促发因素，应停止服用。

8.3.1　治疗

雄激素性脱发是衰老的自然现象，不需治疗。然而，多数求医者是因美观原因而寻求治疗，特别是当他们的外貌可能导致显著的社会心理障碍时尤为如此，尤其对于早发和/或严重脱发的人群。讨论现有疗法的治疗策略、危害以及疗效，便于患者做出是否接受治疗的选择。

治疗的一个重要部分是对患者进行咨询服务，以使他们对治疗的期望值更为现实。主要的治疗目的是减缓进一步脱落，第二个目的是刺激毛发再生。多数方法需要6～12个月时间才会显效，并需持续数年或不确定期限以获得持久性的疗效。

建议患者在户外戴帽子或围巾，以使毛发已稀疏的头皮免受日光照射的损伤。化妆品修饰（如天然角蛋白纤维）是有效且廉价的方法。撰写本书时，激光治疗、富血小板血浆注射或市售的头发补药和头发滋养药作为脱发的有效治疗方法缺乏依据。

8.3.1.1 男性

对于轻至中度雄激素性脱发的男性而言，若其同意治疗，外用米诺地尔或口服非那雄胺治疗。治疗方案基于患者的喜好、不良反应、费用及可能的依从性进行选择。

对于严重的雄激素性脱发者，外用米诺地尔和口服非那雄胺联合治疗。

如治疗6～12个月后仍无明显改善，且患者仍十分关注病情，则转诊专科进行治疗。

（1）外用米诺地尔

现有的米诺地尔是一种泡沫剂或洗剂。泡沫剂仅有5%的剂型，洗剂有2%和5%两种剂型。泡沫剂刺激性小，导致过敏性接触性皮炎的可能性小。相较于洗剂，泡沫剂油腻性也小些，所以外观上更易被患者接受。

因有导致多毛症的风险，故建议患者在靠近额、颞的部位小心应用。使患者放心，刚开始治疗的4～6周之内头发脱落增加是正常现象。2～3个月后，这种反应性的脱落即会终止。

如果患者同意治疗，使用：

1 5%米诺地尔泡沫剂1g（约为半瓶盖），外用，覆盖头皮毛发稀疏部位，每日1次或2次，至少6～12个月以判断疗效；或

1   5%米诺地尔洗剂1ml，外用于头皮，每日1次或2次，至少6～12个月以判断疗效。

治疗的依从性可能受限，因为需要每天使用米诺地尔并且价格相对较高。当外用米诺地尔依从性差时，可考虑口服非那雄胺治疗。

（2）口服非那雄胺

当一位男性患者初始口服非那雄胺治疗时，需提醒其相关不良反应——其中包括一个低概率的性功能障碍（如勃起功能障碍、性欲降低等）和男性乳房发育症（罕见）的风险。因服用非那雄胺治疗而导致性功能障碍的确切发生率尚不清楚，但2015年发表的一项荟萃分析[1]显示发生率可能高于先前的报道。不良反应往往随时间或停药而消失，但鲜有停药后仍持续存在的报道。父亲服用非那雄胺期间，其对妊娠的不良影响（如致畸、提前终止、早产）未见文献报道。长期服用非那雄胺治疗良性前列腺增生症，其应用剂量高于治疗雄激素源性脱发的剂量，前列腺癌的总体患病风险并未增加。

如果患者同意治疗，应用：

非那雄胺1mg口服，每日1次，至少服用2年。每年复查[2]。

8.3.1.2 女性

对于轻至中度雄激素性脱发的女性患者，如果同意治疗，可予以米诺地尔外用或螺内酯口服治疗。治疗方案的选择基于患者的喜好、不良反应、费用及对治疗的依从性。

对于严重的雄激素性脱发患者，外用米诺地尔和口服螺

---

[1] Belknap SM, Aslam I, Kiguradze T, Temps, WH, Yarnold PR, Cashy J, et al. Adverse event reporting in clinical trials of finasteride for androgenic alopecia: a meta-analysis, JAMA Dermatol, 2015, 151(6): 600-606.

[2] 临床常用方法为口服非那雄胺5mg，每周1次，但缺乏证据支持。

内酯联合治疗。

如治疗 6～12 个月后仍无明显改善，且患者仍很关注病情，则转诊专科。

（1）外用米诺地尔

现有的米诺地尔是一种泡沫剂或洗剂。泡沫剂仅有 5% 的剂型❶，洗剂有 2% 和 5% 两种剂型。泡沫剂刺激性小，导致过敏性接触性皮炎的可能性小。相较于洗剂，泡沫剂油腻性也小些，所以外观上更易被患者接受。

因有导致多毛症的风险，故建议患者在靠近额、颞的部位小心应用。使患者放心，刚开始治疗的 4～6 周之内头发脱落增加是正常现象。2～3 个月后，这种反应性的脱落即会终止。

如果患者同意治疗，使用：

⒈ 5% 米诺地尔泡沫剂 1g（约为半瓶盖），外用，覆盖头皮毛发稀疏部位，每日 1 次或 2 次，至少 6～12 个月以判断疗效；或

⒉ 5% 米诺地尔洗剂 1ml，外用于头皮，每日 1 次或 2 次，至少 6～12 个月以判断疗效。

对于已患有多毛症或有患此病危险的女性患者，外用 5% 米诺地尔需尤为慎重。或者选择应用 2% 剂型（疗效较前者要差一些）。

治疗的依从性可能受限，因为需要每天使用米诺地尔并且价格相对较高。当外用米诺地尔依从性差时，可考虑螺内酯口服治疗。

（2）口服螺内酯

螺内酯（一种抗雄激素性药物）可用于治疗女性雄激素

---

❶ 在撰写此书时，米诺地尔泡沫剂型尚未被澳大利亚药物管理局（TGA）获准用于女性雄激素性脱发的治疗。当前的信息参见 TGA 网站（www.tga.gov.au）

性脱发。多达90%的脱发患者有效。约有45%的患者出现部分毛发再生。临床疗效最好在1～2年后由高质量的临床照片来评估。

螺内酯禁用于妊娠期是由于其可能有导致男性胎儿女性化的风险。开始治疗前排除妊娠可能并确保已采取有效的避孕措施。对于计划怀孕、怀疑或证实怀孕者，停用螺内酯。

> 螺内酯禁用于妊娠期。

螺内酯的不良反应包括月经不规则出血（复合口服避孕药COCP能降低此风险并且提供可靠的避孕措施）、卵泡期出血、乳房触痛或肿块。应用：

螺内酯50～100mg口服，每日1次，若治疗6个月后仍无明显疗效则增加至每日200mg。

所有女性患者在服用螺内酯之前均需检测血压、肾功能和肝生化指标，其后每6个月再次复查。较年长女性若有临床指征可能需要更频繁的监测。

年轻女性对螺内酯的耐受性好，但患者初始治疗时可能需注意多尿及体位性低血压的不良反应。

对于老年女性，如果存在肾脏损害或正服用血管紧张素转换酶抑制药或血管紧张素Ⅱ受体阻滞药需慎用此药。告知老年女性患者在服用螺内酯期间避免使用钾补充剂。

8.4 休止期脱发

休止期毛发从头皮弥漫性脱落是常见现象。其发根部有一个白色的毛球。休止期脱发是一种反应性脱发疾病，从而导致头发过度脱落。某些诱发因素使生长期提前终止，毛发全部进入休止期而致休止期脱发。对患者进行安抚，告知其急性和慢性休止期脱发不会引起秃头。

8.4.1　急性休止期脱发

急性休止期脱发于诱发因素出现的3个月以后发生（如分娩、急性重病、大型外科手术、节食和体重骤然减轻，新药初始治疗阶段，改换或停止服用避孕药等）。心理压力的作用存在争议。患者经常描述其头发"成团"脱落。

如果诱发因素可以明确，则不需治疗。让患者放心，过量脱发的症状会在6～9个月之内消退。

8.4.2　慢性休止期脱发

慢性休止期脱发是指头发过量脱落持续6个月以上。多数情况下，持续几年后可自愈。头顶部毛发密度未减少，所以发际线并无增宽。典型患者为30～50岁留长发的女性。常与女性型脱发合并出现。

多数病例为特发性。特发性脱发的持续时间不定，其病程可长于非特发性。可以明确的原因包括：

- 代谢性疾病（如甲状腺疾病、严重肝或肾功能损害）；
- 营养不良（如严重的铁缺乏症、低蛋白血症、严重的锌缺乏症）；
- 药物（见表8-4）；
- 重症感染、结缔组织疾病或恶性肿瘤。

表8-4　药物诱发的脱发

因药物而导致的脱发类型	药物
休止期脱发	ACEI、抗抑郁药、抗癫痫药、β受体阻滞药、COCPs、他汀类药物、维A酸类药物、华法林
促发雄激素性脱发	促同化激素类（如DHEA）、达那唑、睾酮
生长期脱发	癌症化学治疗药物

注：ACEI=血管紧张素转换酶抑制药；COCPs=复方口服避孕药；DHEA=脱氢表雄酮

多数慢性休止期脱发患者健康状况良好，不需要进行大量的检查。只有在有临床指征时——脱发通常不是唯一的临床表现，才进行血液检查。可能需要做的检查包括全血细胞计数、肾和甲状腺功能检查、肝生化检查、抗核抗体（ANA）测定。撰写本书时，营养缺乏与毛发过量脱落之间的关系存在很多学说并有争议。即便如此，血清铁、锌、叶酸、维生素B_{12}和维生素D的浓度测定仍为常做的检测项目，这种检测无循证医学依据。

慢性休止期脱发的首选治疗是：
- 可能的情况下，正确鉴别诱发原因；
- 安抚患者，同时等待病情自行缓解。

通常不需要药物治疗。但如果患者主动要求，一种治疗选择是尝试以米诺地尔外用以加速毛发再生（男性见第84页，女性见第86页）。

若不能确定诊断，转诊至专科以排除导致显著毛发脱落的其他疾病。

8.5　斑秃

斑秃是一种复杂的多基因自身免疫性疾病，且未知的环境因素导致其表达。这些未知的触发信号，使受累区域的生长期毛发转变为休止期毛发。头发过早停止生长和快速脱落，造成脱发斑。其发病机制涉及生长期毛球的炎症反应。

通常表现为散在的圆形的脱发斑，任何部位均可发生。发生于头皮、眉毛或胡须者更易引起患者的注意而就诊。

斑秃以不可预测的缓解和复发为特征。脱发斑处可能：
- 毛发自发再生；
- 数月保持不变；
- 面积增大并相互融合。

头发全部脱光称为全秃。全身毛发包括头发脱落称为普秃。

如果患者仅有一个孤立的脱发斑，12个月内毛发全部自然再生的机会高达50%。然而，许多患者将会复发。导致预后不佳的指征包括：

- 儿童期发病；
- 泛发病变作为初发表现；
- 匍行性脱发模式（侵犯头皮后部边缘处呈带状脱发）；
- 斑秃家族史和/或自身免疫性疾病易患体质；
- 异位性疾病史；
- 指甲病变（如凹坑、粗糙）。

治疗的目的是防止脱发斑进一步扩大和刺激毛发再生。如果脱发斑不再活跃且已有可见的毛发再生，治疗通常并非必需。皮损长期持续且面积广泛者通常顽固对抗多种形式的治疗，故治疗的选择取决于脱发的程度及其持续的时间。

在等待新发长出期间，亦或无毛发再生时，治疗此类患者（儿童或成人）的一个重要方面是对他们及其家人提供心理及社会的双重支持。斑秃存在显著的社会心理方面的影响。经常询问患者情绪方面的变化，如有需要可转诊至心理医师处接受治疗。澳大利亚斑秃基金会（AAAF）❶对斑秃患者及其家人给以资源和支持。

8.5.1 近期发病的局限性脱发

对于发病不久的局限性脱发，应用强效或超强效皮质类固醇激素外用药治疗至少3～4个月。通过观察数周后是否有新发再生来评估疗效。应用：

1 0.05%二丙酸倍他米松乳膏或洗剂，外用，每日1次或2次，连用3～4个月；

或

2 0.05%二丙酸倍他米松乳膏，以最佳基质配制，外用，每日1次或2次，连用3～4个月。

---

❶ 澳大利亚斑秃基金会网址：www.aaaf.org.au。

经 3 ～ 4 个月的局部治疗，对于无缓解或出现新发损害或损害进一步扩展的患者，转诊至专科。

专科治疗可能包含皮质类固醇激素皮损内注射、皮质类固醇激素系统给药、二苯莎莫酮、米诺地尔和免疫抑制剂。

眉毛和睫毛的斑秃难以治疗。

8.5.2 泛发性病例

如果外用疗法无效，斑秃广泛分布时，则考虑以下治疗措施：

• 转诊专科治疗（如二苯莎莫酮免疫疗法、口服皮质类固醇激素、免疫抑制剂等）；

• 探讨接纳现况、提供心理咨询和遮盖方法（如假发）。

若确信毛发不会再生，或患者希望掩饰其脱发时，可以戴假发。可以通过澳大利亚斑秃基金会（AAAF）❶（主要针对儿童）和一些州立卫生部门获得假发补贴。

动物和人体研究已表明，外用和口服 Janus 激酶（JAK）抑制剂可望用于治疗。撰写本书时，此类药物（如芦可替尼、托法替尼）尚未在澳大利亚注册使用。

8.6 拔毛癖

拔毛癖是一种冲动控制障碍性疾病，以强迫性抓头发或拔头发为特征。对多数儿童是一种随年龄而逐渐改善的良性习惯，但有时是对来自家庭或学校的压力的一种反应。家长的帮助足以遏制这种习惯，但有时可能需要转诊给儿童心理医师或精神科医师。相比之下，对于成年患者，通常是心理病态的表现，需转诊给心理医师或精神科医师。

8.7 瘢痕性脱发

某些影响头皮的疾病［如慢性皮肤型（盘状）红斑狼疮、

---

❶　澳大利亚斑秃基金会网址：www.aaaf.org.au。

扁平苔藓、前额纤维化性脱发］可引起瘢痕性脱发。所有类型的瘢痕性脱发都难以治疗。发病常伴随活跃的头皮炎症反应（如毛囊周围脱屑、红斑、脓疱、泥沼样肿胀），若不及早治疗将导致永久性的瘢痕性脱发。某些病例，眉毛会部分脱失。若病情活跃，治疗以减少毛球部炎症、防止永久性病变的发生为目的。

> 如果怀疑患者患有瘢痕性脱发，立即转诊专家治疗。

疑似患者应及时转诊至专科，因为对于终末阶段的瘢痕形成，其后治疗往往无效。专科治疗包括皮质类固醇激素皮损内注射、羟氯喹、维A酸类药和免疫抑制剂。

预约等待期间，与斑秃治疗一样，处方一种强效的皮质类固醇激素外用药（见第90页）。

第9章

感染性皮肤病

9.1 本指南关于感染性皮肤病的其他建议

除下述的内容之外，本指南有关感染性皮肤病治疗的其他建议参见以下疾病：

- 异位性皮炎（见第50页）；
- 包皮龟头炎（见第15页）；
- 皮肤幼虫移行症（见第116页）；
- 嵌甲（见第134页）；
- 体虱（见第113页），头虱（见第113页）和阴虱（见第116页）；
- 尿布疹（见第143页）；
- 甲剥离（见第137页）；
- 甲癣（见第131页）；
- 急性甲沟炎（见第135页）；
- 玫瑰糠疹（见第126页）；
- 链球菌性肛周皮炎（见第147页）；
- 外阴阴道炎（见第19页）。

9.2 细菌感染性皮肤病

9.2.1 毛囊炎

毛囊炎是毛囊的炎症反应，表现为红斑基础上的脓疱或丘疹。气候炎热时更为常见，常发生在皮肤浸渍或封包的情况之下，也可能与剃须和上蜡脱毛相关。

毛囊炎通常是由感染引起的。金黄色葡萄球菌性毛囊炎常见，在鼻腔带菌者中尤为常见。铜绿假单胞菌（常源自热浴缸和水疗地）、马拉色菌（可引起糠秕孢子菌性毛囊炎）、皮肤癣菌、Demodex螨和单纯疱疹病毒都可引起毛囊炎。

治疗轻度毛囊炎可使用温热湿敷的方法。对于较为严重的毛囊炎，拭子取材进行细菌培养及药敏试验。若分离出金黄色葡萄球菌，外用莫匹罗星治疗。应用：

2%莫匹罗星软膏或乳膏，外用，每日2次，连用5天。

对于假单胞菌性毛囊炎，检查水源（如热水箱、水疗地）并停止使用直到清洁供水为止。

无菌性毛囊炎通常由浸渍所致，由肥胖、大量出汗、接触封包物品（如油剂）、剃须和上蜡等原因所导致。

9.2.2 假性毛囊炎

假性毛囊炎（亦称为须疮）是一种对毛干的异物反应引起的慢性炎症性皮肤病。它不是一种感染，而是脱毛技术的一种并发症（尤其是卷发的男性）。短而新剪的毛发缩回毛囊中并穿透其侧壁。女性因上蜡或剃毛等原因在大腿上部出现损害，腹股沟处出现"比基尼"线。

永久性停止剃须或上蜡脱毛是假性毛囊炎最佳治疗方法，但似乎并不可行。治疗目的是改善受累区域的美观。剃须前用温水和无皂性清洁剂清洗皮肤可能有一定帮助。在放松的皮肤上（不要拉紧皮肤）用干净锋利的剃刀剃须。通常，对于比基尼线和腿部皮损，以剃毛取代上蜡脱毛通常有效。

激光脱毛亦为有效的治疗手段，但必须是适合的皮肤类型才有效。对于有色毛发和白皙皮肤的人最有效。激光治疗应慎用于深色皮肤的人（Fitzpatrick皮肤类型Ⅴ和Ⅵ[1]），因存

---

[1] Australian Radiation Protection and Nuclear Safety Agency (ARPANSA). Fitzpatrick skin type [chart]. Canberra: ARPANSA. (www.arpansa.gov.au/pubs/RadiationProtection/FitzpatrickSkinType.pdf.)

在灼伤的风险。

对于假性毛囊炎的局部治疗，应用：

5%的过氧苯甲酰凝胶或溶液，外用，每日2次。

可能需要最长6周时间才能奏效。如果无效，加用克林霉素。应用：

5%过氧苯甲酰凝胶+1%克林霉素凝胶，外用，每日1次。

9.2.3　葡萄球菌性烫伤样皮肤综合征

新生儿和儿童最易发病，预后良好。与之相反，成年患者通常有合并症（如糖尿病、慢性肾脏疾病、免疫抑制性疾病），文献报道病死率超过40%。

由金黄色葡萄球菌产生的毒素破坏角质形成细胞间的细胞黏附，引起皮肤的触痛和广泛红斑基础上水疱和脱屑（通常初发于鼻腔、口腔周围和褶皱部位），之后泛发全身。尼氏征（切向施压推擦皮肤时导致表皮剥脱）可能阳性。皮肤损害常伴有发热、烦躁和不适。

需密切观察，及时给予静脉输液复苏、镇痛和抗生素治疗。有关合理使用抗生素治疗的具体详尽的建议，参见《治疗指南：抗生素分册》中的"严重脓毒症和感染性休克"。

9.2.4　凹陷性角质松解症

凹陷性角质松解症是一种常见疾病，由足部消化角蛋白的细菌过度繁殖所致。通常表现为异味和足跖部皮肤浅表小凹坑伴有异味。常伴发足跖多汗症，其可能是凹陷性角质松解症的一个后果而非病因。应用：

1%克林霉素洗剂，外用，每日2次，连续10天。

9.2.5　红癣

红癣是由正常的共生菌——微小棒状杆菌过度繁殖所引

起。皱褶部（腹股沟、腋窝、足趾缝间）皮损形态可能类似于间擦疹或真菌感染，但可以通过伍德灯下呈珊瑚色荧光而区分。应用：

1 2%夫西地酸钠软膏，外用，每日2次，连用14天；或

2 克拉霉素1g（成人），单剂口服。

9.2.6 其他细菌感染性疾病

其他累及皮肤的细菌感染在《治疗指南：抗生素分册》中述及。即：

- 疖和痈；
- 蜂窝织炎、丹毒；
- 脓疱疮；
- 复发性葡萄球菌性皮肤感染。

9.3 真菌感染

9.3.1 皮肤癣菌病

皮肤癣菌病（圆癣）是由皮肤癣菌引起，可感染皮肤、头皮或指甲。典型皮疹为环形或弧形（边界清楚，向周边扩展，中央趋向消退），伴有脱屑和瘙痒。皮肤癣菌病有时难以与皮炎和其他呈环形或斑片状的皮肤病鉴别（如玫瑰糠疹、环状肉芽肿、银屑病等）。急性发作而炎症反应较重的病例通常是由皮肤癣菌的亲动物性菌种所引起。

> 在应用抗真菌药，尤其口服药物之前，真菌镜检及培养可以确诊皮肤癣菌病。

足部皮肤癣菌病（足癣）在成人中尤为常见，儿童少见，往往与腹股沟皮肤癣菌病（股癣）并发。足癣可表现为趾间侧缘的浸渍，足部局限性小水疱，或足跖部的弥漫性脱屑。

感染常扩散至指（趾）甲，表现为甲的颜色改变、增厚和营养不良。

头皮的皮肤癣菌病（头癣）主要发生于儿童。脓癣是头癣的一种急性型，表现为头皮部大面积的泥沼样脓性肿块。

刮取皮屑、甲下碎屑、剪下的病甲或拔除的毛发进行显微镜检和培养以明确诊断。由于这些检测方法简单易行且价格低廉，所以在使用抗真菌药治疗前尤其是在准备口服治疗之前需明确诊断。显微镜检查结果立等可取，但真菌培养则可能需时3～4周。有时，也有真菌镜检阳性而培养（尤其对于剪取病甲的标本）为阴性的情况。这可能是由于取材量不够、近期曾用过抗真菌药治疗或实验室中的非致病菌种过度生长所致。如果培养结果为阴性仍高度怀疑皮肤癣菌病，则有理由进行试验性治疗。

狗或猫癣（犬小孢子菌）引起的皮肤癣菌病在伍德灯下呈现绿色荧光。

根据疾病的严重程度和部位而采用局部治疗或口服治疗。

9.3.1.1 皮肤癣菌病的局部治疗

对于躯干、四肢、面部或指（趾）间新近发生的局限性皮损，应用：

1%特比萘芬（成人和儿童）乳膏或凝胶，外用，每日1次或2次，连用7～14天。

指导足癣患者足趾间保持彻底干燥，并将湿的鞋袜放在阳光下晒干。

9.3.1.2 皮肤癣菌病的口服药物治疗

适合应用口服抗真菌药物治疗的情况如下：
• 皮损广泛分布或已确立（尤其足部皮损）；
• 局部抗真菌治疗无效；

- 治疗后很快复发；
- 外用皮质类固醇激素治疗不当；
- 头皮及掌跖部癣病；
- 伴有炎症、角化过度或水疱形成。

有关甲癣（甲真菌病）口服抗真菌药治疗参见第132页。

（1）头皮及甲部以外的皮肤癣菌病

对于头癣或甲癣以外其他部位的皮肤癣菌病的口服药物治疗，应用：

1 特比萘芬250mg（体重＜20kg儿童：62.5mg；20～40kg儿童：125mg），口服，每日1次，服用2周；

或

2 氟康唑150mg（成人），口服，每周1次，服用6周；

或

3 灰黄霉素500mg（1个月以上儿童：10mg/kg，最大剂量500mg），口服，每日1次，服用8～12周。 ❶

灰黄霉素是一种疗效稍差但却廉价的备选治疗药物，需要较长时间用药（即8～12周）。

尤其当皮损角化明显时，上述各种药物都可能需要更长的治疗时间。

（2）头皮部皮肤癣菌病（头癣，包括脓癣）

如果疑为头癣，刮取碎屑和拔除毛发进行培养明确诊断后再予以治疗。虽然治疗可能先于培养结果而进行，但检查结果仍对最佳治疗方案的确定有指导意义。局部治疗无效时以口服抗真菌药治疗。

对于断发毛癣菌感染的经验性治疗，应用：

特比萘芬250mg（体重＜20kg儿童：62.5mg；20～40kg

---

❶ 灰黄霉素胶囊剂可以弄碎并与油脂性食物同服。

治疗指南：皮肤病分册

儿童：125mg），口服，每日1次，服用4周。

对于犬小孢子菌引起的头癣，应用：

灰黄霉素20mg/kg，最大剂量500mg，口服，每日1次，服用6～8周。**❶**

治疗结束时，重复培养。

如果培养结果为阴性，头发恢复生长且头皮已无炎症反应，则停止治疗。

如果仍为阳性，则继续治疗，每4～6周重复培养1次。培养结果阴性且头发恢复生长（可能需几个月时间），即停止治疗。头癣部位很少引发永久性脱发。

硫化硒和酮康唑香波可减少孢子脱落，是一种辅助治疗方法，但单独使用时无效。

9.3.2 皮肤念珠菌病

亦可参见念珠菌性外阴阴道炎［急性复发性念珠菌性外阴阴道炎（第20页）；慢性念珠菌性外阴阴道炎（第22页）］、念珠菌性包皮龟头炎（第16页）和口腔念珠菌病（《治疗指南：口腔疾病分册》中的"口腔念珠菌病"）。

除了发生于婴儿的先天性念珠菌病以外，皮肤念珠菌感染作为潮湿和浸渍性皮肤疾病的并发症而出现。损害发生于身体屈侧、乳房下及其他皮肤皱褶处。常发生于有易感因素的患者（如曾用广谱抗生素治疗患者、糖尿病、体质虚弱者、免疫功能不全、肥胖、瘫痪者），并可能并发其他皮肤病。

念珠菌感染表现为片状糜烂潮湿、融合性红斑，有时可出现水疱和卫星状脓疱且常伴细小脱屑。通过显微镜和培养检查易获明确诊断。

尽可能去除易感因素或对其加以纠正（例如，详细检查

---

❶ 灰黄霉素胶囊剂可以弄碎并与油脂性食物同服。

是否存在糖尿病，若伴发其他皮肤病及时治疗；除非必须应用，否则应停止服用抗生素）。

治疗皮肤念珠菌病，应用：

1 1%联苯苄唑乳膏，外用，每日1次，连用2周；
或

1 1%克霉唑乳膏，外用，每日2次，连用2周；
或

1 1%益康唑乳膏，外用，每日2次，连用2周；
或

1 2%咪康唑乳膏，外用，每日2次，连用2周；
或

1 100000U/g制霉菌素乳膏，外用，每日2次，连用2周。

灰黄霉素对白色念珠菌感染无效。

如果需缓解炎症反应，可外用弱效皮质类固醇激素。应用：

1%氢化可的松乳膏，外用，每日2次。❶

如果对局部抗真菌药反应不佳，或局部治疗不可行，则适于口服治疗。应用：

氟康唑150mg，单剂口服。

对于虽经治疗，念珠菌病仍持续发作的免疫缺陷患者，应转诊至专科。

9.3.3 花斑癣

花斑癣是由马拉色酵母菌所导致的一种常见皮肤病，该菌是皮肤的正常寄生菌群。主要发生于青年人，青春期前少见。热带地区十分常见，因出汗过多而加重。

皮损表现为境界清楚的色素沉着或色素减退性斑片，淡

---

❶ 可获取到1%氢化可的松与1%克霉唑或2%咪康唑的复合制剂。

色或褐色，表面有细薄鳞屑，一般只发生于躯干上部，有时也累及整个躯干、上臂及颈部（但不包括面部）。斑片亦可相互融合。通常是临床性诊断。

通常无自觉症状，但也可伴轻微瘙痒。患者通常因美观原因而寻求治疗。应用：

l 1%益康唑溶液，外用，浸湿皮损，保留1夜，连用3晚；

或

l 2%酮康唑香波涂抹3～5min后冲洗掉，每日1次，连用5天；

或

l 2%咪康唑香波涂抹10min后冲洗掉，每日1次，连用10天；

或

l 2.5%硫化硒香波，外用，浸湿皮损，保留至少10min后冲洗掉或保留1夜，连用7～10天。

如果皮损面积小，可予以咪唑类霜剂或洗剂外用，共需10天。

> 灰黄霉素、特比萘芬对马拉色酵母菌无效。

对于难治病例，可予口服抗真菌药治疗。注意：灰黄霉素、特比萘芬对马拉色酵母菌无效。应用：

氟康唑400mg，单剂口服。

在一些深肤色患者，花斑癣可导致色素减退。其在真菌学治愈后可持续数月，直至充足日晒使苍白色的皮损区域恢复着色为止。

花斑癣易于复发。可能需重复以上的局部或口服治疗。另一种疗法为预防性治疗，应用：

伊曲康唑（胶囊）200mg，口服，每日2次，每月1天，连用6个月，然后复查^❶。

9.4 病毒感染

9.4.1 口腔黏膜单纯疱疹病毒感染

　　口腔黏膜单纯疱疹病毒（HSV）感染在儿童和成人都很常见。由于之前的病毒暴露，多数成年人的血清学检查呈阳性。原发性损害（疱疹性龈口炎，见下文）通常在儿童期发生，出现发热、口腔病变、中毒症状和颈部淋巴结肿大。婴儿在数天内痊愈，但年长儿童可长达2周。发病期间，儿童常难以进食，可能需要住院治疗。疱疹性龈口炎成人罕见，但可更为严重，表现为严重的吞咽疼痛而导致脱水症状。

　　潜伏的病毒激活导致口腔黏膜与皮肤交界处HSV感染反复发作，且常发生于唇部（唇单纯疱疹或溃疡）。但若原发损害发生于皮肤的其他部位，则复发性损害可在原部位发生。

　　通常首先表现为持续几小时至数天（前驱期）的疼痛、灼热、刺痛或瘙痒感，然后发生皮损。复发性损害常较轻微且非频繁发作——建议进行防光保护，以尽量减少复发。单纯疱疹病毒再激活可能并发多形红斑（见第122页）。

　　在儿童异位性皮炎患者和免疫功能低下患者（如伴发HIV感染或自身免疫性皮肤病如天疱疮）感染可转变为全身性泛发和/或慢性损害（结痂病变和溃疡）。

　　HSV感染可经聚合酶链反应（PCR）或快速免疫荧光检查而明确诊断。

9.4.1.1 原发性发作

　　对于口腔黏膜皮肤单纯疱疹病毒感染引起的**轻度原发性发作**，采用支持疗法（即口服补液、退热药和镇痛药）。外敷

　　❶ 伊曲康唑的剂量参见斯皮仁诺胶囊。伊曲康唑的口服制剂不是生物等效的；适合的剂量和用法取决于给药处方。

表面麻醉药，应用：

2%利多卡因含/不含0.05%氯己定凝胶，外用，每3h 1次。

虽然HSV是引起口腔溃疡最常见的病毒，而其他病毒感染（如水痘-带状疱疹病毒、柯萨奇病毒、巨细胞病毒）也是可能的病因。

对于口腔黏膜或其他部位皮肤的**重度原发性单纯疱疹病毒感染**，应用口服抗病毒药物治疗。很少有关于阿昔洛韦、伐昔洛韦或泛昔洛韦在治疗原发性口腔黏膜皮肤HSV感染疗效的比较性研究。但现有的证据表明，三种药物治疗等效。因此，选择治疗药物时应考虑给药方式的舒适性和药物成本。及时启动治疗是最有效的措施，但只将病变持续时间限制于24h左右，并未显示会减少复发。应用：

1　阿昔洛韦400mg（儿童：10mg/kg，最大剂量400mg），口服，每日5次，服用7天 [1] ；

或

1　泛昔洛韦500mg，口服，每12h 1次，服用7天； [1]

或

1　伐昔洛韦1 g，口服，每12h 1次，服用7天。 [1]

当患者伴有重度HSV感染或免疫力低下且不能吞咽时，需转诊专科予静脉抗病毒药治疗。

9.4.1.2　反复性发作

对于**轻度复发性**口腔黏膜皮肤HSV感染，阿昔洛韦乳膏可缩短其持续时间。乳膏须在病变首发迹象出现时使用，最好在前驱症状即时开始应用。超过此时间段使用阿昔洛韦乳膏无效果。应用：

---

[1]　在撰写本书时，对于此适应证，该类药物在药物福利计划（PBS）中不能获得。更多信息见PBS网站（www.pbs.gov.au）。

5%阿昔洛韦乳膏（成人和儿童），在刚有复发迹象时外用，每日5次（非睡眠时间每4h 1次），连用5天。

对于**非频繁发作但严重复发**的病例，可在其发作期给予间断性治疗（包括进食或吞咽困难或并发多形红斑的患者皮损复发时）。症状出现48h之内开始治疗效果好。应用：

1　泛昔洛韦1500mg，单剂口服；❶

或

1　伐昔洛韦2g，口服，每12h 1次，服用1天；❶

或

2　阿昔洛韦400mg（儿童：10mg/kg，最大剂量400mg），口服，每日5次，连用5天。

无法吞咽或免疫功能低下患者，需转诊专科予以静脉抗病毒药治疗。

重度频繁复发患者可考虑长期抑制性治疗。这类患者是指：

• 频繁复发且功能受损者；

• 频繁复发合并多形红斑者；

• 免疫功能低下且有慢性疾病者。

应用：

1　伐昔洛韦500mg，口服，每日1次，连用6个月，然后复查；❶

或

2　阿昔洛韦400mg（儿童：10mg/kg，最大剂量400mg），口服，每12h 1次，连用6个月，然后复查。❶

如果预防性治疗失败，则考虑增大给药剂量。

---

❶　在撰写本书时，对于此适应证，该类药物在药物福利计划（PBS）中不能获得。更多信息见PBS网站（www.pbs.gov.au）。

9.4.2　其他单纯疱疹病毒感染

对于**生殖器单纯疱疹病毒感染**，参见《治疗指南：抗生素分册》中的"生殖器溃疡性疾病"。

指尖部HSV感染（**疱疹性瘭疽**）采用口服抗病毒治疗，与重度原发性发作的口腔黏膜皮肤HSV感染的治疗方法相同（见第103页）。

疱疹性湿疹是广泛的HSV感染，继发于先前存在的皮肤疾病，其中异位性皮炎最为常见。表现为急性水疱性发疹或多发的糜烂结痂性损害。可能伴有唇疱疮，还可能伴发热和不适，皮肤触痛比瘙痒更常见。拭子检查以明确诊断。抗病毒治疗必不可少——与重度原发性感染的治疗方法相同（见第103页）。

9.4.3　人类乳头状瘤病毒（疣）

人类乳头状瘤病毒（HPV）感染上皮细胞，导致皮肤疣状丘疹或斑块形成。因解剖部位和HPV亚型不同，疣的皮损表现也各不相同。寻常疣多发生于手、足（跖疣）及四肢伸侧，主要由HPV1型、2型、4型、27型和57型引起。平的（或扁平）疣表现为面部和四肢远端小而多发的扁平损害——由3型和10型HPV病毒引起。由HPV 6型和11型引起的生殖器疣参见《治疗指南：抗生素分册》。

9.4.3.1　寻常疣

寻常疣常见于儿童。通常在数月至2年内自行消退，因此多数情况不需治疗。

有时寻常疣需要治疗。采用一系列的治疗方法，但多数疗法缺乏随机对照试验证据的支持。外用水杨酸和液氮冷冻具有疗效的最好依据是前者痛感小些。与其他部位的寻常疣相比，跖疣预后较差。甲下疣（位于甲下）同寻常疣的治疗方法。

应用：

浓度达40%的水杨酸含或不含乳酸，外用，每日1次，直至疣体清除或连续应用3个月。

嘱患者用胶带覆盖疣体周围的正常皮肤，以起保护作用。外用水杨酸之后，用一封包性胶带包住皮损。每日应用水杨酸之前，以刀片轻削或以浮石或金刚砂板将软化的疣体表面削除。

水杨酸治疗无效时，液氮冷冻治疗可用于冷冻单个的疣体。小儿避免应用，因其有不适反应。应用10 ～ 20s（取决于疣体所在部位）的一个冻融周期，2 ～ 4周治疗1次，连续3次。疣体必须完全被冻结，否则其可能在水疱边缘处播种（蕈伞效应）并向周围扩大。框19-1（见第186页）为患者液氮冷冻术后皮肤护理的注意事项（此建议可从 *eTG complete* 打印出来作为患者的使用手册）。

若液氮冷冻3次后仍有疣体存在，或者疣体数量很多的情况，则需转诊。专科治疗可能包括免疫疗法。不适宜采用手术切除疗法。

9.4.3.2　扁平疣

扁平疣常在6 ～ 12个月之内自行消退——让患者放心，这是最佳治疗方法。若患者不愿等待自行缓解，扁平疣（除面部以外）与寻常疣治疗方法相同（见上文）。

> 外用维A酸类药物禁用于正计划怀孕、已经怀孕或哺乳期的妇女。

面部扁平疣治疗困难，一般最好不予以治疗。可以外用维A酸类药物治疗。但维A酸类外用药有致畸性。此类药物禁用于正计划怀孕、已经怀孕或哺乳期的妇女。

如果需要治疗，使用：

0.05%维A酸乳膏外用，每日1次，至少连用3个月。

9.4.4　传染性软疣

传染性软疣是一种由痘病毒感染所致的常见皮肤病，主要发生于儿童和青年人。其典型皮损为散在分布小的（3～5mm）珍珠状丘疹，中央带有脐窝。该病毒通过皮肤直接接触传播，但污染物（如沐浴海绵、毛巾等）、游泳池等也可能成为传染源。在成年人通过性接触而感染，常并发生殖器软疣损害。

免疫功能正常患者，皮损常可以自然消退，平均需8个月时间。还可并发皮炎，异位性皮炎患者尤易感染。在晚期HIV感染和其他免疫抑制状态的患者皮损广泛，临床表现不典型。

各种方法用于传染性软疣的治疗，但多缺乏高质量的随机、安慰剂对照试验的证据支持。与患者探讨传染性软疣的自然病程（即通常不经治疗而自愈）。

若患者仅有几个小的皮损并想予以清除，治疗包括冷冻及刮除术。儿童治疗前可能需借助局部麻醉剂（如利多卡因＋普鲁卡因）。另一方法是将一封包性胶带放置于皮损上24h，然后迅速将其揭除。

如果皮损播散或持续超过1年，则需转诊至专科。

不推荐外用咪喹莫特治疗，因其繁琐、昂贵并且无效。

第10章
昆虫和螨虫性皮肤病

10.1 发病机制及表现

昆虫和螨虫类是通过对皮肤的机械性损伤和刺激性、毒性或致敏物质的刺入而对皮肤产生损害。昆虫及螨叮咬后的皮肤损害最常表现为瘙痒性风团，逐渐发展成硬固性丘疹，伴明显瘙痒——损害可持续数日到数周时间，偶见持续时间长达数月的。丘疹中心可见一小尖或小水疱。丘疹常群集或呈线状分布，无规律间断出现。昆虫叮咬后产生的反应因季节和地区而异。

皮损数量及分布取决于叮咬昆虫或螨虫的类型及叮咬程度。一般发生于暴露部位，但跳蚤、螨叮咬可在非暴露部位发生。同一种属昆虫再次叮咬后常会导致同样皮疹再次出现。小腿常有水疱出现（见第117页），儿童更易发生。老年人小腿部位虫咬可形成出血或溃疡性损害。反应严重者被咬处可出现硬结和水肿，外观似蜂窝织炎。蜜蜂和黄蜂蜇伤后敏感者可发生全身性过敏反应。❶

10.2 昆虫叮咬

如果不能避免接触，应使用杀虫剂、驱蚊器及穿保护性衣服。外用止痒剂（如炉甘石洗剂、利多卡因凝胶等）可以缓解瘙痒症状，但应避免应用含致敏物质（如丁苯羟酸）的非处方制剂。

---

❶ 参见给卫生技术人员的 Australian Prescriber 挂图中有关全身性过敏症的急诊处置（http://127.0.0.1:39916/austprescanaphylaxis.pdf）。

如果上述治疗不充分，对于躯干、手臂和腿部的昆虫叮咬性损害，应用：

1 0.05%二丙酸倍他米松霜或软膏，外用，每日2次，直至皮损缓解，瘙痒症状消退；

或

1 0.1%糠酸莫米松霜或软膏，外用，每日2次，直至皮损缓解，瘙痒症状消退。

如有必要，对于面部的损害，可应用：

0.1%醋丙甲泼尼龙霜或软膏，外用，每日1次，直至皮损缓解，瘙痒症状消退。

敷料封包（第60页）可加速损害痊愈。若患者结节性损害持久不退，转诊至专科予以皮质类固醇激素皮损内注射治疗。

溃疡性损害可并发蜂窝织炎（治疗方法参见《治疗指南：抗生素分册》）。

如叮咬后产生十分严重的急性反应，则可应用：

泼尼松（龙）25mg，口服，每日1次，连用3～5天。

如果局部瘙痒症状仍持续，则口服治疗后给予上述皮质类固醇激素外用治疗。

蜜蜂和黄蜂蜇伤可予以抗组胺药口服治疗（见第207页）。若发生严重全身过敏反应，则应立即给予肾上腺素治疗。❶

对于昆虫叮咬或虫蜇伤有严重反应者，应转诊给过敏症专科医师。

10.3 疥疮

疥疮是由疥螨属中人型疥螨引起的一种皮肤感染性疾病。

---

❶ 参见给卫生技术人员的Australian Prescriber挂图中有关全身性过敏症的急诊处置（http://127.0.0.1:39916/austprescanaphylaxis.pdf）。

人型疥螨引起人类皮肤病变，经与感染者身体密切接触而传染。人类疥疮不会从动物传播而来。该病常见于学龄儿童、土著居民社区及人员间密切接触的社区如居家养老护理机构等。如果不予治疗，常会在患者家庭中传播而导致其全部家庭成员感染。

症状和体征是人体对疥虫的一种过敏反应。反应程度各不相同，有时无明显皮疹甚或无皮疹。故疥疮的诊断常因未怀疑到本病而延误。多数病例为临床性诊断，但可通过对隧道中刮除的内容物行显微镜检查以明确诊断。当显微镜未检测出病原体时，最为实用的诊断性试验是以抗疥疮药物进行试验性治疗，观察疗效。

10.3.1　成人和6个月以上的儿童

对于成人和6个月以上儿童的疥疮，局部治疗主要选择5%扑灭司林乳膏。若正确使用，苯甲酸苄酯亦为有效药物，但皮肤

> 7天后需重复治疗疥疮。

刺激的发生率高于扑灭司林，可能会影响治疗的依从性。为防止疾病传播，对所有家庭成员和密切接触者都必须进行检查，必要时需给予治疗。

应用：

① 5%扑灭司林乳膏（≥6个月的儿童及成人）涂于干燥的皮肤上，从颈部向下全身涂擦，特别注意涂于手部和生殖器部位。用指甲刷涂于甲下部位。药物在皮肤上至少保留8h（通常整夜），洗手后要再次涂药。若疗效不佳，药物保留时间要加至24h。7天后重复治疗1次；

或（在患者对扑灭司林过敏或其治疗无效时）

② 25%苯甲酸苄酯乳液（6个月～2岁的儿童：以3倍水稀释后应用。2～12岁的儿童：对半稀释后应用）涂于干燥的皮肤上，从颈部向下全身涂擦，特别注意涂于手部和生殖器部位。用指甲刷涂于甲下部位。药物在皮肤上保留24h，洗

手后要再次涂药。7天后重复治疗1次。

若成人出现皮肤刺激症状，25%苯甲酸苄酯乳液可按2～12岁儿童的比例稀释后使用。

妊娠期或哺乳期女性推荐使用5%扑灭司林乳膏治疗。

在澳大利亚中部和北部，婴儿及老年人常可见颈部以上皮损，此类人群的面部和头发（注意避开眼部和黏膜部位）也需涂抹药物。

如有继发细菌感染，治疗方法同脓疱疮（参见《治疗指南：抗生素分册》）。

患者的衣物、毛巾及床上用品等均应用开水烫洗，或以熨斗熨烫，或热烘干机处理。也可将其放置1周时间，因为疥螨离开宿主后最多只能存活36h。

对于人员间密切接触的社区如居家养老护理机构等出现疾病暴发，所有病患及与疥疮患病居民有接触史的工作人员均需接受治疗。如有可能，应隔离受感染的区域。曾在患区工作的人员去其他地点工作，则亦应对该地点进行检查评估。在居家养老护理机构暴发流行，需明确判断其传染源，因其可能为挪威疥疮患者（见第113页）。

若某一学龄儿童发病，应通知其学校。对未发病儿童无需治疗。对感染儿童依上述方法治疗2次，间隔1周，即可返回学校上学。

若扑灭司林或苯甲酸苄酯治疗都无效，则需考虑另一诊断或未彻底追查接触者，对再感染者要查找未确定的传染源，并检查治疗的依从性。建议对治疗进行监督（住院观察或由社区护士执行）或请专科医师会诊。可能需要口服伊维菌素治疗（见第113页）。

即使经足够疗程的有效治疗，瘙痒症状亦可持续3周或更长的时间才会缓解。为减轻瘙痒和由疥疮引起的皮炎反应，应用：

一种中效皮质类固醇激素（见附表1-1），外用，每日2～3次。

虽经外用皮质类固醇激素治疗且感染已经消退，疥疮的结节性损害仍可持续数月时间。对此，可给予皮质类固醇激素药物结节损害内注射治疗。

10.3.2 小于6个月的儿童

6个月以下患儿推荐的治疗方案是：

5%扑灭司林乳膏，外用于全身皮肤，包括头皮，注意避开眼部及口唇部位。手部涂药后应戴手套，以避免其吸吮药物。药物在皮肤上保留8h。7天后重复此治疗。

虽然该药未被批准用于6个月以下的儿童，但必须权衡未接受疥疮治疗的疾病严重性。

扑灭司林的替代治疗为：

1 以白软石蜡为基质的10%硫黄，外用（<2个月儿童：以白软石蜡为基质的5%硫黄），每日1次，连用2～3天；或

2 10%克罗米通乳膏外用，每日1次，连用2～3天。

婴儿疥疮患者的家庭接触者亦应接受治疗（参见"成人和6个月以上儿童"的治疗剂量，第110页）。

10.3.3 免疫功能低下的患者

免疫功能低下患者，如HIV感染者，可能对反复多次的外用药物治疗无效。在这种情况下，应用：

伊维菌素（成人及体重≥15kg的儿童）200µg/kg随脂肪类食品同服，每周1次，直至显微镜检为阴性结果，并且已无临床感染征象为止。

免疫功能低下的挪威疥疮患者的治疗，参见下文。

10.3.4 结痂性疥疮（挪威疥疮）

挪威疥疮是因宿主机体免疫反应差而导致疥螨大量滋生〔如身体残疾者、免疫功能低下者（如HIV感染者）及偏远地区原始部落的人群〕。

本病治疗困难，需请感染科医师和/或皮肤科医师共同讨论制订治疗方案。予以伊维菌素治疗并结合一种杀疥虫药多次涂抹治疗。第1周每隔1天涂抹1次杀疥虫药，然后每周2次直至痊愈〔见"成人和6个月以上儿童"（第110页）及"小于6个月的儿童"（第112页）〕。洗澡后可外用角质溶解剂（如5% ~ 10%水杨酸山梨醇霜，或含5%乳酸+10%尿素的山梨醇霜）以减少鳞屑形成，在非杀疥虫药使用日，每日应用1次。

治疗此病，应用：

伊维菌素（成人及体重≥15kg的儿童）200μg/kg随脂肪类食物同服，依疾病的严重程度和治疗第1周的临床疗效选择应用3、5或7剂量；

3剂量方案为第1、2、8天单剂口服；

5剂方案为于第1、2、8、9天和第15天单剂口服；

7剂方案为于第1、2、8、9、15、22天和第29天单剂口服。

10.4 体虱

体虱（人虱体虱变种引起）治疗方法与头虱相同（见下文），需全身涂药，但注意避开眼部及黏膜部位。在衣服和被褥上可发现虫及虫卵，应将其丢掉，或开水烫洗，或将其密封于塑料袋中存放30天。

10.5 头虱

头虱（人虱头虱变种引起）患者多无自觉症状。当发现附着于头发上的虱卵或头皮及颈后部出现显著的瘙痒症状时才注意到本病。枕部及后颈部常可见丘疹及抓痕，可发生伴或不伴有继发细菌感染的淋巴结病变。

在头发中看到活动的虱虫而确诊。这可以通过**湿梳法**来实现。在吹风机吹干头发后用细齿梳（此类梳子可在药店购得）沾湿梳理头发。热吹风机可将虱虫击晕，使其停止爬行约20min。先将头发理顺，然后每隔3～4cm分为若干区，再照上述方法逐一梳理查找。将梳下物置于一张面巾纸上，能查到虫及虫卵存在。在头虱流行地区，可定期重复此种方法以观察头虱的侵袭情况。

10.5.1 治疗方法

湿梳法也可用来治疗头虱（见上述方法，每天重复进行，直到找不到虫及虫卵为止）。但是，此法治愈率仅为40%。留短发者更易使用，但无需将头发剃掉。

目前推荐使用的外用杀虫剂治疗为：

1 外用0.5%马拉硫磷，保持于头发上8h（禁用于6个月以内的儿童）；7天后重复治疗；

或

1 外用1%马拉硫磷，保持于头发上30min（禁用于6个月以内的儿童）；7天后重复治疗；

或

1 外用1%扑灭司林，至少保持10min；7天后重复治疗；

或

1 外用0.165%除虫菊酯+1.65%胡椒基丁醚，至少保持10min；7天后重复治疗。

市售的许多专利产品用于治疗头虱，但其中一些产品不包含上述所列出的杀虫剂。

每次治疗后次日应用上述湿梳法检查是否有活虱存在。

如果已规范治疗仍发现活虱，说明对使用的药物已产生耐药（见下文"治疗失败"）。

7天后重复治疗头虱。

在2次治疗之间，用同一湿梳法2次，用细齿梳去除距离头皮少于1.5cm的所有虱卵，或用指甲将其逐一拔除。距离头皮大于1.5cm存在虱卵仅表示以前曾有虱病，现在已无活性。

治愈之后还要使用湿梳法数周，每周1次，以观察有无复发。

患者枕套需以开水烫洗，梳子及毛刷应浸于热水（60℃）中。患者家庭成员及密切接触者都应进行检查。若发现活虱应予以治疗。诊断头虱应通知患儿学校，经初步治疗后仍可上学。

10.5.2　治疗失败

对所有外用杀虫剂出现耐药的情况正在增加，可能导致治疗失败。然而，涂药方法不正确或再次感染也是导致治疗失败的原因。

对上述推荐的外用杀虫剂之一产生耐药者，应用：

1　应用上述列出的另一种杀虫药治疗（见第114页）
　或
2　使用湿梳法（见第114页）。

含二甲硅油的封包性产品已用于治疗头虱。尽管应用二甲硅油治疗缺乏高质量的数据支持，但其似乎是一个可安全取代外用杀虫剂的另一用药选择，且无耐药风险。当外用杀虫剂无效时，其可能有一定的治疗作用。与外用杀虫剂一样，此药7天后需重复使用。

如果经上述所有治疗方法仍顽固不退，应用：

伊维菌素（成人及体重≥15kg的儿童）200μg/kg，单剂

量随脂肪类食品同服；7天后重复使用1次。❶

10.6 阴虱

阴虱寄生于人体的阴部、腋下、胡须和体毛处，也可侵犯眉毛和睫毛。瘙痒为主要症状。本病经直接接触传染，并经常由性交传染，最常见于成人。如果儿童感染阴虱，应考虑是否有性虐待的可能。

治疗与头虱相同（见第114页）。应对可疑病患进行全身皮肤检查，包括眉毛和睫毛在内。将阴毛刮除有利于治疗。内衣及被褥均应烫洗。治疗失败可能由于再感染所致；家庭成员和性伴侣（们）必须接受检查，必要时给予相应治疗。

10.6.1 眼睫毛感染

对于眼睫毛感染者，在其睫毛上涂抹厚厚的一层白软凡士林，每日2次，连用8天，以使虱窒息死亡。然后用小镊子将虱卵夹掉，但可能难以施行（需借助裂隙灯）。可能需转诊给眼科医师。

10.7 皮肤幼虫移行症

皮肤幼虫移行症是由动物钩虫引起。虽然具有自限性，但治疗可缓解症状。使用：

1 伊维菌素（成人及体重≥15kg的儿童）200μg/kg，单剂量随脂肪类食物同服；

或

2 阿苯达唑400mg（儿童体重≤10kg：200mg），随脂肪类食物口服，每日1次，连用3天。

_____

❶ 在撰写本书时，伊维菌素未被澳大利亚药物管理局（TGA）批准用于此适应证。更多信息见TGA网站（www.tga.gov.au）。

10.8 对昆虫及虫螨叮咬过敏

10.8.1 丘疹性荨麻疹

丘疹性荨麻疹是对昆虫叮咬所引起的一种过敏反应，以蚊子和跳蚤叮咬最为常见。可以发生于任何年龄，2～6岁儿童最为多见。常在叮咬后数小时内出现一个不消退的荨麻疹样风团（中央常有水疱），伴剧烈瘙痒，搔抓后常导致表皮抓破、感染甚至溃疡形成。好发于面部、前臂和小腿等暴露部位，但有时也可发生于非暴露部位。皮损呈簇集分布并常结痂。新叮咬皮损常导致陈旧皮损再活动。

预防叮咬是治疗的关键。适当使用驱虫剂、穿保护性衣服和防虫方法（如喷洒杀虫剂、纱窗、对宠物进行驱虫治疗等）。因丘疹性荨麻疹多是由季节性昆虫（如蚊虫）所引起，故上述防虫措施在整个春季和夏季都要坚持使用。

昆虫叮咬的治疗方法包括简单的止痒药和外用皮质类固醇激素（见第108页）。与真正的荨麻疹不同，抗组胺药对丘疹性荨麻疹并无效果，但是可以利用其夜间镇静作用尽量减少搔抓而使用。

10.8.2 尾蚴皮炎

尾蚴皮炎（游泳者瘙痒症）是在淡水湖中洗澡或游泳时接触血吸虫而出现的一种急性过敏性皮炎。血吸虫寄生于鸟、鸭或牛体内，中间宿主为螺。开始患者会有针刺样感（由尾蚴钻入皮肤而引起），随即出现瘙痒性斑片状皮损。10～15min后非泳衣覆盖部位出现丘疹及水疱伴瘙痒。几周后皮损自然消退，但遗留的色素沉着往往经数月才逐渐消退。

治疗采用止痒剂外用，必要时外用强效皮质类固醇激素制剂（同昆虫叮咬，见第108页）。

10.8.3 动物或鸟类虫螨的叮咬反应

皮疹由动物或鸟类虫螨引起并不常见，但可发生在农村地区与动物有密切接触的人群。少数情况下，与宠物（如狗、猫、兔）或鸟类接触后也会出现。临床表现可能与疥疮相似，但缺乏典型的隧道。皮疹是由叮咬引起的过敏反应，而不是一种感染。抗疥虫药治疗无效。

给予强效皮质类固醇激素外用（同昆虫叮咬，见第108页）以缓解瘙痒和治疗皮损。为预防新发皮损出现，避免与动物或鸟类接触，或使用有效杀灭动物虫螨的杀虫剂（如有必要的情况下）。

第11章
无原发皮损的单纯性瘙痒症

大部分无原发皮损的单纯性瘙痒症患者有一个简单但并不严重的致病原因，最常见原因是干燥症（皮肤干燥）。已知的病因按发生率依次列于表11-1。有时难以找到病因，尤其老年患者。儿童患者常有明确病因——最常见为皮肤划痕症，搔抓才出现皮疹。无原发皮损的全身性瘙痒比局限性瘙痒更常见，但并不一定累及全身所有皮肤。

11.1 诊断和治疗

无原发皮损的单纯性瘙痒症的诊断和治疗概括于图11-1。

有明确致病原因时，去除病因瘙痒亦会得到缓解。瘙痒是由精神紧张和神经病变引起时，以物理疗法缓解精神压力。确诊为疥疮则予以相应治疗（见第109页）。儿童患者由皮肤划痕症引起时，初始治疗是口服抗组胺药（见第207页第一步）。

瘙痒可能是多数药物的一种不良反应。试验性停用或更改药物有助于排除药物性原因。

当瘙痒原因是皮肤干燥或病因不明时，使用肥皂替代品及使用润肤剂以改善皮肤状况（见第51页）。亦可按如下方法外用皮质类固醇激素治疗。

对于儿童患者，外用皮质类固醇激素制剂与异位性皮炎治疗方法相同（见第56页）。

成人（通常为老年人）患者，应用：

1　0.02%戊酸倍他米松乳膏，外用，每日2次，连用2周；或

1　0.02%曲安奈德软膏，外用，每日2次，连用2周。

对于成人患者瘙痒持续无缓解者，应用：

多塞平10mg(仅用于成人),口服,每晚睡前1次,连用2周。

若这些治疗方法仍无效,需转诊专科接受治疗。

表 11-1　无原发皮损的单纯性瘙痒的病因

疾病状况	案例
皮肤疾病	疥疮
	干燥症(皮肤干燥)
	皮肤划痕症
	检查时无皮损的荨麻疹
神经压迫或神经病变	感觉异常性背痛
	感觉异常性股痛
	肱桡瘙痒症
	外阴痛
代谢性和内分泌性疾病	终末期肾病
	胆汁郁积
	妊娠
	甲状腺功能失调
药物不良反应及局部刺激物	他汀类药物
	血管紧张素转换酶抑制药
	利尿
	药娱乐性药物(软性毒品)
	肥皂、洗涤剂、氯剂和其他刺激物
恶性病变和血液系统疾病	淋巴瘤(尤其霍奇金淋巴瘤)
	白血病
	真性红细胞增多症
	多发性骨髓瘤
	播散性癌
神经系统疾病	多发性硬化症
	脑肿瘤、脑脓肿、脑梗死
	帕金森病
心理及精神性疾病	紧张
	焦虑
	抑郁
	恐惧症(如寄生虫妄想症)
	强迫症
	疑病症

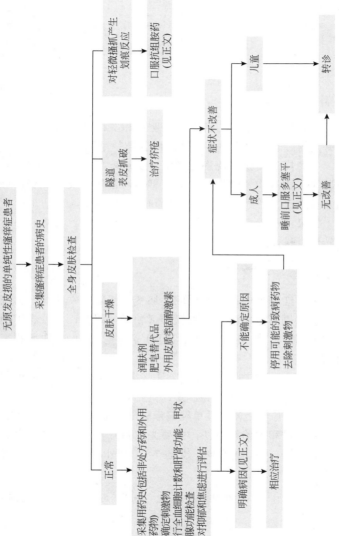

图 11-1 无原发皮损的单纯性瘙痒症

第12章
其他未归类的皮肤病

12.1　黑棘皮病

黑棘皮病最常见的病因是与肥胖相关的胰岛素抵抗，亦可并发内脏恶性肿瘤及某些罕见的遗传性疾病。

黑棘皮病皮损表现为色素沉着及过度角化，常对称分布于腋下、腹股沟、颈部、肘窝及腘窝，常伴多发性皮赘，可累及黏膜及手足背，并发恶性肿瘤时尤为多见。

如果由肥胖引起，减轻体重可使皮损好转。非肥胖患者需转诊专科接受诊治。

12.2　多形红斑

多形红斑是一种皮肤反应性病变，而非原发疾病。特征性损害为圆形至椭圆形的虹膜样（靶形）损害，常分布于面部、手部或足部。症状严重、出现广泛的皮肤和/或黏膜损害时需转诊专科。

多形红斑易被过度诊断（许多急性发疹有"多形性损害"），最常误诊为环状荨麻疹。真正意义上的多形红斑是少见的，常见原因是复发性单纯疱疹病毒、支原体肺炎和药物。

采用温和的治疗方法，主要为支持疗法。去除诱发因素（如药物等）。使用润肤剂（见表7-1）和外用强效皮质类固醇激素制剂。使用：

1　0.05%二丙酸倍他米松软膏，外用，每日1次，连用2周；
　　或

1　0.1%戊酸倍他米松软膏，外用，每日1次，连用2周；

或

1 0.1%糠酸莫米松软膏，外用，每日1次，连用2周。

对严重而频繁发作的与单纯疱疹病毒感染相关的患者可予以预防性抗病毒治疗（见第104页）。

12.3 结节性红斑

结节性红斑是真皮深层及皮下组织的皮肤反应性病变。皮损表现为硬固性红色斑块和结节，伴有疼痛，常见于双小腿（尤其胫前部位），但亦可见于其他部位。患者可伴有发热、乏力、关节痛。皮损一般于2～3周后自然消退，表面颜色改变，但不留瘢痕。疾病常易复发。慢性而炎症反应较轻者消退缓慢，尤其小腿部位，皮损可经数月才逐渐消退。

结节性红斑可伴发一系列的疾病，主要病因列于表12-1。反应机制认为是对各种抗原的一种迟发型超敏反应。

通常为临床性诊断，不需活检。若进行活检，则需包括皮下脂肪在内的深部组织活检。然而，小腿炎症性皮损活检处常伴瘢痕形成且愈合缓慢。应尽量获取全部病史资料并做相关检查，以查找原因。正确的诊断筛选试验包括：全血细胞计数、红细胞沉降率、标准血生化分析、咽喉拭子检查、链球菌血清学及胸部X线检查等。对诱发本病的原发疾病（如伴发的扁桃体炎）应予治疗。

一线治疗是卧床休息、抬高患肢，并予以非甾体抗炎药口服。

对于全身症状重而无禁忌证（注意其伴发疾病）者，予以皮质类固醇激素口服治疗，应用：

泼尼松（龙）25mg（0.5mg/kg，最大剂量25mg），口服，每日1次，连服2周，然后根据治疗效果而递减激素用量。

弹力绷带包扎或穿弹力袜可促进恢复。

表 12-1 结节性红斑的病因

病因	举例
细菌感染	链球菌、结核菌、耶尔森菌属
其他感染	性病性淋巴肉芽肿、衣原体感染、球孢子菌病、组织胞浆菌病、皮肤癣菌病、鹦鹉热、乙型肝炎
肠病	溃疡性结肠炎、克隆病
结节病	—
药物	磺胺类药、口服避孕药
恶性病	淋巴瘤、白血病
妊娠	—
特发性	—

12.4 环状肉芽肿

环状肉芽肿是一种病因不明的常见皮肤病，常表现为环状斑块，正常皮色、红色或紫色，边缘呈圆形隆起。全身任何部位都可发生，但最常见于手足背侧面，易与皮肤癣病混淆。病理改变具有特征性。环状肉芽肿常可自然消退，但可能持续数月到数年。播散性环状肉芽肿在糖尿病患者更为常见。

皮损泛发或诊断不明确者，需转诊专科。

多数皮损局限的患者不经治疗而自然缓解。然而，以下情况则需要治疗：

· 皮损持续数月不缓解（仍未做活检者需行活检明确诊断）；

· 影响美观或有触痛；

· 影响正常功能（如手指功能）。

局限性皮损的初始治疗，应用：

1　0.05%二丙酸倍他米松软膏，外用，封包或不封包

（见第60页），每日2次，至少应用4～6周；

或

1 0.1%糠酸莫米松软膏外用，外用，封包或不封包（见第60页），每日2次，至少应用4～6周。

仍无效果，转诊专科。

12.5 扁平苔藓

口腔扁平苔藓亦可参见《治疗指南：口腔疾病分册》。

扁平苔藓是一种少见的特发性炎症性皮肤病。有时扁平苔藓可由药物或丙型肝炎所诱发。可以侵犯皮肤、毛发、指（趾）甲、口腔及生殖器黏膜。典型皮肤损害为紫红色多角形扁平丘疹，伴瘙痒。丘疹表面可见纤细白线构成的网纹。药物可导致扁平苔藓样损害。在社区保健机构，对扁平苔藓的诊断及治疗少见。

不予治疗的话，皮损通常在6～9个月后逐渐自行消退。消退后留有炎症后色素沉着，经3～6个月逐渐消退。少数患者皮损迁延不愈，口腔和生殖器损害尤易如此。

指（趾）甲及毛发损害（即毛发扁平苔藓）可能导致永久性萎缩及甲损毁（见第91页）。

转诊专科给予治疗。治疗方法可能包括外用或口服皮质类固醇激素、光疗或阿维A。治疗目的是缓解症状，防止毛发和甲的永久性损害。

12.6 类脂质渐进性坏死

多数类脂质渐进性坏死伴有1型或2型糖尿病。但糖尿病患者中只有少数会发生类脂质渐进性坏死。病变位于双小腿。皮损初起为非溃疡性红色斑块，其中心逐渐变为黄褐色，伴显著毛细血管扩张。最终表皮和真皮变薄形成萎缩性病变，此病变可能形成缓慢愈合的无痛性溃疡。溃疡可以愈合，但斑块却难以恢复。

治疗困难。要注意保护皮肤免受创伤，以防止进一步形成溃疡。转诊专科诊治。治疗方法可能包括外用和/或皮损内注射皮质类固醇激素。

12.7 玫瑰糠疹

玫瑰糠疹是一种常见的自限性炎症性皮肤病，主要侵犯较大年龄的儿童和青壮年。被认为与病毒感染有关（可能为人类疱疹病毒6型或7型的再度激活）。初发损害为一个母斑，有时被误认为是皮损癣菌感染。其后大约2周，逐渐出现多发的淡红色椭圆形斑片，表面覆细薄鳞屑，每一斑片直径为1～2cm。皮损局限于躯干及四肢近端，斑片长轴与皮肤纹理走向相一致，外观似圣诞树。皮疹可能伴瘙痒症状，一般经6～8周而自然消退。

鉴别诊断包括点滴状银屑病及Ⅱ期梅毒疹。

伴严重瘙痒者不常见，但若存在时，则外用皮质类固醇激素治疗。应用：

ⅼ 0.02%戊酸倍他米松乳膏，外用，每日1次或2次；或

ⅼ 0.02%曲安奈德乳膏或软膏，外用，每日1次或2次。

包括自然日光在内的光疗法可缓解瘙痒症状并可促进皮损消退。

12.8 多形性日光疹

多形性日光疹是一种特发性光敏性皮肤病，奇特的是，在较凉爽的气候条件下最常见。日晒后数小时出现瘙痒性红斑、丘疹、斑块甚至水疱，多发生于前臂、上胸部等光暴露

部位。常于春季发病，相较于冬季，日光照射增多，且皮肤由衣服覆盖处减少。皮损经几天时间逐渐消退，不留瘢痕。

鉴别诊断包括日光性荨麻疹（见第210页）、红斑狼疮（见第38页）和光敏性药疹（见表4-1）。

建议患者应用广谱防晒剂（见第183页）。长波紫外线（UVA）是最普遍作用光谱。

急性期对症治疗，尤其水疱出现时，应用：

1 0.05%二丙酸倍他米松软膏，外用，每日2次；

或

1 0.1%糠酸莫米松软膏外用，每日2次。

短疗程口服皮质类固醇激素治疗可用于严重的急性发作病例。应用：

泼尼松（龙）25mg口服，每日1次，连用3～5天。

如果这些治疗措施无效，转诊专科接受治疗。光疗法可用于提高皮肤对紫外线的耐受性。其他疗法还包括羟氯喹、环孢素等。

12.9 坏疽性脓皮病

坏疽性脓皮病是一种破坏性、非感染性炎症性溃疡，病因不明，常伴有疼痛。初发损害常为炎性丘疹或脓疱，破溃后形成溃疡并逐渐扩大。溃疡具有特征性隆起的紫红色的潜行性边缘，其大小可固定不变，也可缓慢

> 坏疽性脓皮病禁止施行外科清创术。

或迅速扩展。溃疡可以单发也可多发，好发于动静脉溃疡不常发生的部位。

对可能的伴发疾病（如炎性肠病、炎性关节炎、骨髓增生及淋巴组织增生性疾病）进行详细检查并给予治疗——皮

肤溃疡的活动性往往是内脏疾病活动性的反应。有多达50%的病例无伴发疾病。坏疽性脓皮病的组织病理表现无特异性。进行活检和培养检查以排除其他的诊断（如血管炎、非典型性感染等）。

坏疽性脓皮病需采用免疫抑制剂治疗。转诊至专科。在此同时，可考虑以泼尼松（龙）起始治疗。应用：

泼尼松（龙）25mg（0.5mg/kg，最大剂量25mg），口服，每日1次，连用2周，然后根据疗效逐渐减量。

由于创伤可导致病情活动而禁止施行外科清创术。

12.10　结节病

大约25%的结节病患者出现皮肤损害，可以是特异性或非特异性表现。

最常见的**特异性表现**是黄褐色斑块或结节，主要发生于面部及四肢。陈旧性瘢痕扩大并伴发结节性浸润性斑块为其典型表现。结节病可有不同形态的皮肤表现。

结节病也可导致**非特异性**的皮肤损害，包括结节性红斑（最常见）、多形红斑、鱼鳞病、脱发及红皮病。出现结节性红斑者（见第123页）易伴发肺门淋巴结病和肺部病变。

若结节病经活检确诊，转诊专科接受治疗。通过临床检查、胸部X线检查、肺功能测试及血清血管紧张素转换酶检测以排除是否存在系统受侵。对于特异性皮肤损害的局部治疗包括强效皮质类固醇激素外用（封包或不封包），或者皮质类固醇激素皮损内注射治疗。

12.11　Sweet综合征

Sweet综合征又称急性发热性嗜中性皮病。迅速起病，表现为疼痛性的红色至蓝色水肿性斑块，好发于面、颈部及四肢，常伴有发热和中性粒细胞增多，斑块表面可能有类似水疱样或脓疱样损害。在社区保健机构，对 Sweet 综合征的诊断及治疗少见。该病与多种疾病有关，其中近期有上呼吸道感染史为最常见。其他情况包括：胃肠道感染、炎性肠病、妊娠、多种药物、类风湿关节炎、结节病及恶性肿瘤（血液系统恶性肿瘤或实体瘤）。

皮质类固醇激素系统治疗疗效好。其他治疗包括秋水仙碱、吲哚美辛、米诺环素、碘化钾、氯苯吩嗪和氨苯砜。

12.12　黄瘤

黄瘤是脂质在真皮内异常积聚。其有几种不同类型，均为黄色损害。黄瘤可能与脂质代谢异常有关，有时也可并发于局限性炎性疾病、肿瘤或淋巴水肿。需排除脂质代谢方面的异常情况。如果确有此情况存在，饮食控制疗法和/或针对脂质异常的药物疗法可能有效。睑黄瘤（眼睑损害）常常因影响外观而认为可予以进一步治疗。

第13章
甲病

13.1 甲的解剖学

甲单位（见图13-1）是由甲母质、甲床、近（后）端和侧端甲皱襞、甲小皮及甲板所构成。

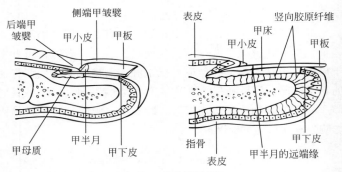

图13-1　甲的解剖学

13.2 甲病的病因与诊断

甲病很常见，多数外观上类似。甲变厚、变色往往诊断为真菌感染，但其正确率仅有50%。银屑病、创伤（尤其是因鞋而受伤）而致的甲营养不良，外观看起来亦似真菌感染。因此，开始治疗前，正确的诊断非常重要。

对于足趾甲，最为常见的疾病是甲真菌病、银屑病和生物力学性创伤。而手指甲，最常见的是银屑病、与浸水或其他刺激物有关的皮肤病、甲沟炎以及由念珠菌感染导致的甲剥离。

皮肤癣菌所致甲癣几乎总是侵及足趾甲，而非手指甲。念珠菌感染继发的甲剥离则更常见于手指甲而非足趾甲。

甲病变的病因见表13-1。

若怀疑为甲部银屑病，治疗方法参见第168页。

13.3　甲真菌病（甲癣）

甲真菌病是指真菌感染性甲变。最常见的致病菌是皮肤癣菌

> 多种其他皮肤病皮损形态与甲癣相仿，治疗之前通过微生物学检测确诊甲癣。

（如红色毛癣菌、须癣毛癣菌趾间变种）。足趾甲受累比手指甲更常见。感染多呈慢性经过，并对抗治疗。

第一阶段为远端甲下甲真菌病［远端甲板和远端甲床内侧面（甲下皮）的角化过度］。甲的进行性损害会导致全营养不良型甲真菌病。须癣毛癣菌趾间变种还可产生一种不常见的甲癣类型，称为白色浅表甲真菌病。

由于多种其他皮肤病皮损形态可与甲癣相仿，故在治疗之前获取真菌学诊断十分重要。依感染部位在受侵犯的甲部取材进行检查——剪取（远端甲板）或刮取（从甲下增厚的碎屑或从甲板表面刮取）。甲真菌病显微镜检的阳性率接近80%，而真菌培养的阳性率为50% ～ 60%。

13.3.1　治疗

甲真菌病仅因不美观而对患者的生活质量产生影响，故其病情不重。然而甲真菌病也可引起疼痛，或者作为一种感染源在合并足癣时导致复发性蜂窝织炎。有效的治疗药物昂贵且可能有严重的不良反应，所以选择治疗方法时应权衡其利与弊。

多种非处方甲涂剂可外用治疗甲真菌病。这些药物疗效有限且缺乏证据支持。

甲真菌病患者需口服抗真菌药治疗。应用：

1 特比萘芬250mg（＜20kg的儿童：62.5mg；20～40kg儿童：125mg），口服，每日1次，治疗趾甲癣需连用12周；指甲癣需6周；

或（特比萘芬不能耐受时）

2 伊曲康唑（胶囊）200mg，口服，每日2次，每个月服用1周，足趾甲连用3～4个月，手指甲连用2个月；❶

或

3 氟康唑150～300mg，口服，每周1次，足趾甲需服用24～52周，手指甲需12～24周。

特比萘芬的治愈率为70%～80%，较伊曲康唑和氟康唑更为有效，但因不良反应导致其应用受限。已发表的有关伊曲康唑或氟康唑治疗儿童甲癣的文献资料有限，特比萘芬是可供选择的药物。

甲癣病情轻微时，单一疗程即可。在3个月疗程结束时，广泛甲受累的多数指（趾）甲看起来仍未恢复正常，这是由于新甲长出需要历时9个月的时间。

当病变广泛，并且：

·1个疗程之后在近（后）端甲皱襞开始有健康甲长出，给予第2个疗程治疗；

·1个疗程之后在近（后）端甲皱襞无新的健康甲长出，则需转诊专科。

评价治疗是否有效的一个方法是在第1个疗程结束后用小刀在病甲根部划痕。随新甲长出由患者本人照此继续划痕。如果营养不良甲与划痕保持较远的距离，则无需进一步治疗。如果营养不良甲移行至邻近划痕处时，则需转诊专科。

---

❶ 伊曲康唑的剂量参见斯皮仁诺胶囊。伊曲康唑的口服制剂不是生物等效的；适合的剂量和用法取决于给药处方。

表 13-1　甲病变的原因

病变	病因
甲板增厚	甲癣、银屑病、创伤、年龄相关性甲改变、甲弯曲
甲板变薄（萎缩）	末梢循环受损、扁平苔藓、二十甲营养不良、磨损（反复浸水）、使用和去除人造指甲
甲异常弯曲	
反甲	少年、缺铁性贫血、遗传性
杵状甲	遗传性、慢性肝病、慢性化脓性肺病、先天缺氧性心脏病、肺癌及间皮瘤
过度弯曲	遗传性钳甲
甲剥离	银屑病、创伤、光线性甲剥离、甲状腺功能亢进症
甲板凹坑	银屑病、斑秃、皮炎
甲板沟槽	
纵向	黏液性假囊肿、Heller 甲中部营养不良、血管纤维瘤、Darier 病
横向	博氏线、习惯性抽搐、皮炎
甲板颜色改变	
白甲	肝硬化、低蛋白血症、砷中毒
红甲	出血、肾衰竭、血管球瘤
褐/黑甲	齐多夫定、化学治疗药物
黑甲	血肿、黑素瘤、痣、米诺环素
绿甲	假单胞菌感染
蓝甲	银质沉着病、米诺环素
黄甲	黄甲营养不良、甲真菌病
近端甲皱襞的肿胀（甲沟炎）	创伤（咬甲、撕裂甲、劈甲）、修甲（甲小皮回缩）、念珠菌感染、葡萄球菌感染、疱疹性瘭疽
侧端甲皱襞的肿胀	嵌甲、维A酸类药、甲板过度弯曲
甲破坏	扁平苔藓、黑素瘤、鲍温病、鳞状细胞癌、创伤

13.4 嵌甲

嵌甲是一种常见的甲病变，多见于青壮年。病因通常包括解剖学因素及环境因素。

解剖学上的易感因素为：

- 先天性甲排列不齐；
- 遗传性甲过度弯曲；
- 甲母质与甲床之间宽度不均。

这些因素引起的嵌甲需要通过手术进行矫正。

其他易患因素包括凸向或过度修剪指甲，穿过尖和高跟的鞋子，甲真菌病以及口服维 A 酸类药物。这类因素引起的嵌甲通常可以保守治疗，极少需手术治疗。

13.4.1 治疗

嵌甲应先保守治疗。恢复通常很慢（7 ～ 14 天）。轻柔地从侧端甲皱襞上将甲侧端抬起，以蘸湿的棉花（如以 70% 酒精）塞入甲下以维持远端甲板的翘起。每日 1 次重复填充直至趾甲痊愈为止。为了使甲侧端更容易翘起，可将甲板中央向下锉，直至锉至很薄，可见其下粉红色的甲床为止。

有时甲内肉刺残留于侧端甲皱襞的皮肤内。查找肉刺并予以去除。有时需局部麻醉。

外用抗菌剂治疗细菌感染。例如，应用：

10% 聚维酮碘软膏，外用，并封包。

仅在侧端甲皱襞化脓或趾甲周围形成蜂窝织炎的情况下，才需口服抗生素治疗。有时需要经验性应用抗生素（见第 135 页），但最适宜抗生素应由致病菌培养及药敏结果来确定。

肉芽组织可以用刮除术治疗和/或硝酸银棉棒轻柔外用烧灼治疗。

为防止嵌甲复发，嘱患者呈直线剪去甲远端游离缘，勿将甲剪得过短。

保守治疗失败时，转诊至专科接受治疗。

13.5 甲沟炎

13.5.1 急性甲沟炎

急性甲沟炎是甲皱襞的感染，多由金黄色葡萄球菌感染引起。常发生于甲小皮、甲内倒刺处或其他损伤处，且甲周部位红肿伴疼痛。急性甲沟炎可使慢性甲沟炎进一步加重。

治疗的第一步是局部引流脓液，且通常只做这种处理即可。

对于局部引流无效者，拭子取材并开始抗生素经验性治疗。应用：

> 急性甲沟炎治疗的第一步是局部引流脓液。

双氯西林/氟氯西林500mg（儿童：12.5mg/kg，最大剂量500mg），口服，每6h 1次，连服5天。

对青霉素过敏的患者（速发型超敏反应除外，参见《治疗指南：抗生素分册》中的图3-1），应用：

头孢氨苄1g（儿童：25mg/kg，最大剂量1g），口服，每12h 1次，共服5天。

对于青霉素速发型超敏反应的患者（见《治疗指南：抗生素分册》中的图3-1），应用：

1 克林霉素450mg（儿童：10mg/kg，最大剂量450mg），口服，每8h 1次，共服5天；

或

1 甲氧苄啶160mg+磺胺甲噁唑800mg［儿童1个月及1个月以上：4mg/kg+20mg/kg，最大剂量160mg+800mg］，口服，每12h 1次，连服5天。

13.5.2　慢性甲沟炎

慢性甲沟炎是一种无痛性创伤性甲营养不良。将甲小皮推回，或以角质松解剂去除甲小皮会破坏位于近（后）端甲皱襞和甲板之间起保护甲母质作用的防水密封层。防水屏障一经破坏，水分和碎屑即进入到近（后）端甲皱襞之下而发生炎症反应。甲小皮缺失是诊断的一个必要依据；如果甲小皮完好，则应考虑其他可引起近（后）端甲皱襞肿胀的原因。

慢性甲沟炎可因急性发作而进一步加重。可发生念珠菌的定植，但这不是抗念珠菌治疗的指征，因治疗极少会使甲沟炎得到改善。

对甲小皮进行正确护理及皮质类固醇激素外用是治疗的基础。嘱患者注意：

- 不要将甲小皮推回或修剪指甲；
- 不要拔甲小皮；
- 不要为了清洁碎屑而将物品插入甲小皮之下；
- 手不要接触水，当洗碗或做其他潮湿性工作时要戴棉质内衬的橡胶手套；
- 花园作业或寒冷季节外出时戴手套；
- 使用温和的无皂性清洁剂和洗发液；
- 持续进行手部保护直到甲小皮再生（大约6周）。

外用强效皮质类固醇激素。应用：

❘ 0.05%二丙酸倍他米松软膏，外用，每日1次，连用2～3周；

或

❘ 0.1%戊酸倍他米松软膏，外用，每日1次，连用2～3周；

或

❘ 0.1%糠酸莫米松软膏，外用，每日1次，连用2～

3周。

局部干燥无渗液时，外用白软石蜡起防水保护作用。使用：

白软凡士林外用，每日5～10次。

顽固病例需转诊专科处理。

13.6 甲剥离

甲剥离是甲板与其下甲床剥离并使甲板变为不透明。引起甲剥离的原因很多，最常见是银屑病及外伤。甲板下方的空隙中堆积水分和碎屑。试图对此空间进行清理则使近端甲剥离病情迁延而加重。

嘱患者注意：

- 维持短甲；
- 不要在甲下插入物品来清洁碎屑；
- 手不要接触水；
- 使用温和的无皂性清洁剂和洗发液。

通常念珠菌定植于甲床与甲板之间的空间，并且在甲板下增殖。在甲板剥离恢复之前需要对感染进行治疗。剪取甲板送微生物学检查。如果明确为念珠菌，则开始予以口服治疗。应用：

1　氟康唑150～300mg，口服，每周1次，连服3个月
或

2　伊曲康唑（胶囊）200mg，口服，每日2次，每个月1周，连用3个月。❶

铜绿假单胞菌定植也很常见，使甲板变为橄榄绿色。杀灭铜绿假单胞菌，应用：

---

❶　伊曲康唑的剂量参见斯皮仁诺胶囊。伊曲康唑的口服制剂不是生物等效的；适合的剂量和用法取决于给药处方。

2%醋酸（白醋加水1：1稀释），甲浸泡其中，5～10min，每日2次，连用3～4周。

顽固性病例应转诊专科处理。

13.7 其他甲病

脆甲横向裂开，故易于折断。病因不明，但经常浸水可能是发病原因之一。脆甲不是由饮食中缺乏维生素或缺钙所造成，也并非与全身性疾病有关。甲硬化剂对脆甲无效。治疗方法是：

- 尽可能避免接触水、肥皂和洗涤剂；
- 厚涂含10%～30%尿素的润肤剂，每日2～3次。

反甲（匙状甲）多见于儿童，不需要治疗。成人患者多数为特发性或由创伤引起，但某些病例是由缺铁性贫血引起。

黏液样假囊肿在远端指（趾）关节的骨关节炎并发黏液状液体漏出至周围组织中时发生。液体聚集并形成假性囊肿，压迫甲母质的远端而导致甲板呈沟槽样凹陷。好发于近（后）端甲皱襞。有时假性囊肿可自然缓解。如果持续不退，患者又很介意，需转诊专科处理。即使经手术治疗，术后亦常复发。

甲下疣的治疗方法同寻常疣（见第106页）。

第14章
儿童皮肤病

14.1 关于儿童皮肤病的其他建议

除了以下有关儿童皮肤病的内容之外，本指南中对儿童皮肤病的其他建议参见：

- 异位性皮炎，见第50～61页；
- 男童包皮龟头炎，见第15页；
- 生殖器皮炎，见第66～70页；
- 生殖器硬化性苔藓，见第17页；
- 婴儿痤疮，见第13页；
- 少年足前段皮炎，见第70页；
- 丘疹性荨麻疹，见第117页；
- 白色糠疹，见第150页；
- 银屑病，见第158～174页；
- 皮肤癣菌病（包括头癣），见第96～99页；
- 荨麻疹，见第206～210页；
- 女童外阴阴道炎，见第19页。

亦可参见《治疗指南：抗生素分册》中生殖器疣和生殖器单纯疱疹病毒感染。

14.2 胎记

14.2.1 黑素细胞痣

参见新生儿先天性黑素细胞痣（见第153页）、牛奶咖啡斑（见第152页）、太田痣（见第153页）、颧部褐青色痣（又称Hori痣，见第154页）。

14.2.2　新生儿血管瘤

新生儿血管瘤（也称草莓状血管瘤）是一种常见的良性血管肿瘤，占新生儿的10%。女婴及早产儿尤为多见。损害并不一定在出生时出现，而常见于生后1个月内，之后逐渐增大至生后5～9个月。然后进入一个缓慢的病变消退期，可长达数年。消退后，较大病变处遗留皮肤松弛、毛细血管扩张和皮肤纹理的变化。

大多数小面积非面部的血管瘤不需要治疗。面部或其他影响美观的部位的浅表病变，外用噻吗洛尔可能有效，需由专科医师开具处方。

以下情况考虑紧急转诊给儿科医师或小儿皮肤科医师：

· 快速增殖的面部血管瘤，尤其是眼部、鼻部、口唇和胡须部位（有阻塞气道的风险）；

· 节段性面部血管瘤（可能与颅内、眼和心血管病变相关）；

· 溃疡病变（在尿布区或唇部最常见）；

· 大量的血管瘤（为排除系统受累）。

对于大面积或复杂的血管瘤可以服用普萘洛尔口服液治疗，经有资质的专家开具处方。此外，溃疡病变需要进行局部护理和镇痛治疗，且常需要脉冲染料激光治疗。消退后，松弛多余的皮肤可以通过手术切除，残余的毛细血管扩张可以用脉冲染料激光治疗。

14.2.3　毛细血管畸形

毛细血管畸形（葡萄酒样痣）占新生儿的3/1000。出生时即存在，往往在成年期颜色加深变厚。

当位于面部三叉神经第一支分布区时，需排除Sturge-Weber综合征（亦称脑、颜面、血管瘤病）的可能。建议转诊给儿科医师及眼科医师。

毛细血管畸形可采用脉冲染料激光治疗，以减少对美观的影响。因2岁之前激光治疗疗效最好，故应尽早至小儿皮肤科。多数患儿至少需6～10个疗程的治疗，治疗相隔4～8周。80%患儿激光治疗后损害至少减轻50%。

14.3 鱼鳞病

鱼鳞病于出生时或出生后不久出现，表现为长期皮肤干燥和脱屑。它有遗传基础并终生存在。鱼鳞病有多种类型（显性遗传和隐性遗传），其中寻常型鱼鳞病最常见。寻常型鱼鳞病儿童易患异位性皮炎。

寻常型鱼鳞病整个皮肤表面干燥，但四肢伸侧面尤以小腿脱屑最为明显，此处皮肤看起来像鱼鳞一般。手掌及足底纹路显著亦为特征性表现。严重程度在家族内和不同家族之间存在差异。冬季和湿度低的环境下皮损加重。

避免肥皂、香波和泡泡浴。应用可分散的浴油并每日涂抹润肤剂（参见改善皮肤状况的建议，第51页）。尤其在冬季，使用油脂性大的制剂更为有效。含有角质溶解剂如10%尿素、2%～6%水杨酸或10%～20%丙二醇的药物可用于去除鳞屑。小于12个月儿童避免使用，因为有全身吸收的风险。当患儿并发异位性皮炎时，由于存在刺激而使这些制剂的应用受到限制。

对于重症鱼鳞病患儿，应转诊至专科。

14.4 婴儿脂溢性皮炎

婴儿脂溢性皮炎（如损害局限于头皮被称为乳痂）在3～12周的婴儿最常见。在头皮、发际及眉毛处被覆弥漫性油腻性、淡黄色的鳞屑（有时伴有红斑基底）。颈部的折痕、腋下和腹股沟处出现潮红性斑片，常伴念珠菌感染（见第99页）。

其与异位性皮炎不同，皮肤的一般状况好，皮损不伴瘙痒。原因不明，但它与成人脂溢性皮炎的病因不同。

多数患儿有自限性，数周可自愈，但有些可发展为异位性皮炎或银屑病。治疗常在1周之内奏效。

头皮病变的初始治疗是外涂婴儿（矿物）油、红花油或椰子油。避免使用橄榄油（可破坏皮肤屏障）和坚果油（可诱使婴儿对坚果过敏）。

如果皮损持续不退，使用：

2%水杨酸+2% LPC+2%硫黄水合霜剂，外涂于头皮处，保留6～8h，然后用肥皂替代品清洗掉。每日或隔日使用，直到头皮皮损消退。如果治疗1周仍无好转，复查。❶

当头皮伴有明显红斑时，患儿洗浴后应用弱效皮质类固醇激素。使用：

0.05%地奈德洗剂，沐浴后外用，每日1次。

头皮以外的皮损部位，使用：

￭ 0.05%地奈德洗剂，外用，每日2次，直至皮损消退。如果治疗1周仍无好转，复查；

或

￭ 1%氢化可的松软膏，外用，每日2次，直至皮损消除。如果治疗1周仍无好转，复查。

14.5　毛发角化病

毛发角化病是一种常见的显性遗传性皮肤病。6～12个月起病，皮损好发于上臂及大腿伸侧面，为小的毛囊角化性丘疹，常伴有因毛囊周围毛细血管扩张而引起的红斑。面颊

---

❶ LPC=liquor picis carbonis=煤焦油溶液。

的外侧部亦可受累，在婴儿和幼童，毛发角化病易被误诊为婴儿痤疮或异位性皮炎。

毛发角化病无自觉症状，但影响美观，难以有效治疗，通常对自己外表敏感的年龄较长的儿童或青少年进行治疗。使用：

10%尿素，外用，洗澡后每日1次或2次。洗浴时应用摩擦性海绵或浮石是一种有效的辅助治疗手段。

如果上述单一疗法疗效不明显，继续每日早晨使用尿素乳膏，并加用：

1 α-羟酸（如8% ～ 15%羟乙酸或10% ～ 20%乳酸），外用，每晚1次；

或

1 0.025% ～ 0.1%维A酸乳膏，外用，每晚1次；

或

2 仅小面积受累，予3%水杨酸/山梨醇霜，外用，每日1次。

外用维A酸类药可致畸。计划怀孕的年轻女性、孕妇或哺乳期妇女禁止使用。

外用皮质类固醇激素无必要且无效。

> 外用维A酸类药禁用于计划怀孕的年轻女性、孕妇或哺乳期妇女。

随年龄的增长，病情会逐渐好转。

14.6 尿布疹

尿布疹的原因很多，刺激性皮炎是最常见的病因（见表14-1）。其皮损严重程度不一，从肛周区域的轻度红斑到严重而广泛的红斑及溃疡。

表 14-1　尿布疹的发病原因

发生情况	病因
常见	刺激性皮炎、念珠菌病、脂溢性皮炎、银屑病、痱子、异位性皮炎
少见	金黄色葡萄球菌感染（毛囊炎和脓疱疮）、链球菌性外阴炎及肛周皮炎、单纯疱疹
罕见	皮肤癣菌病、臀部肉芽肿、锌缺乏症、朗格罕组织细胞增生症、川崎病、先天性梅毒

14.6.1　刺激性尿布疹

刺激性尿布疹是由尿液浸渍、摩擦以及粪便中酶的刺激而导致表皮屏障功能受损所引起。顽固性病例常存在白色念珠菌的定植感染。

为防止刺激性尿布疹的产生：

• 应用高度吸水性的一次性尿布而非布尿裤。若不能则应用布尿裤；

　　—应每2小时更换1次，不要用塑料或有毛里衬；

• 洗浴时用肥皂替代品和可分散的浴油；

• 洗浴时用湿布和肥皂替代物清洗尿布区（不要使用婴儿湿巾）；

• 每次换尿布之后涂以皮肤屏障保护剂（如锌和蓖麻油霜、10%液体石蜡/锌糊、泛醇软膏、氧化锌面霜）。

对刺激性尿布疹的治疗，应用：

Ⅰ　1%氢化可的松软膏，外用，每日2次，直至皮损消退；
加

制霉菌素100000U/g乳膏，外用，每日2次；
或

Ⅰ　1%氢化可的松软膏，外用，每日2次，直至皮损消退；
加

咪康唑2.5mg/g软膏+氧化锌150mg/g软膏，每次换尿布时涂抹厚厚的一层，而非在外用皮质类固醇激素软膏时涂抹。

制霉菌素比大多数咪唑类药物刺激性小。还可获得氢化可的松与克霉唑或咪康唑混合配制的药物，但可能存在刺激性。

尿布疹颜色鲜红而严重时，给予一种比1%氢化可的松更强效的皮质类固醇激素制剂外用，连用7天。应用：

1　0.1%醋丙甲泼尼龙软膏或油脂性软膏，外用，每日1次；

加

咪康唑2.5mg/g软膏 + 氧化锌150mg/g软膏，每次换尿布时涂抹厚厚的一层，而非在外用皮质类固醇激素软膏时涂抹；

或

1　0.02%曲安奈德软膏，外用，每日2次；

加

咪康唑2.5mg/g软膏 + 氧化锌150mg/g软膏，每次换尿布时涂抹厚厚的一层，而非在外用皮质类固醇激素软膏时涂抹。

在尿布区禁止使用比上述更强效的皮质类固醇激素药膏，因其易导致皮肤萎缩、条纹的出现。如果外用皮质类固醇激素而未结合抗念珠菌性药物，可致臀部肉芽肿形成。

疗效不佳的原因很多［如依从性差、持续性稀便、局部治疗刺激或过敏、细菌或病毒感染（见下文）、银屑病、列于表14-1中的罕见原因］。

14.6.1.1　细菌或病毒感染

当尿布区出现脓疱、糜烂、溃疡或渗出时，提示可能伴发某种细菌或病毒感染。如果怀疑存在感染（尤其刺激性尿布疹疗效不佳时），拭子采样检查以确定诊断。

葡萄球菌感染常见，并且可以在温暖潮湿的尿布环境下迅速蔓延。局限和广泛的感染的治疗同感染性皮炎（见第53页）。

单纯疱疹病毒感染导致群集性溃疡和糜烂并伴有疼痛（水疱期往往短暂），常伴显著水肿。对于轻微感染，因皮损会在2周内自然消退而无需治疗。对于伴有溃疡或尿潴留的严重感染患儿，需转诊专科。患儿可能需要住院接受静脉滴注阿昔洛韦治疗。

14.6.2 尿布部位银屑病

尿布区银屑病表现为尿布区重度红斑，之后在面部和躯干部出现银屑病样皮疹。尿布区发疹可能是由刺激性皮炎或念珠菌感染引起，也可能是银屑病的早期表现。对于大多数婴儿，皮损会在2～4周内消退。尿布区皮疹的治疗与刺激性尿布疹的治疗相同（见第144页），对于面部和躯干部位的斑块皮损涂以皮质类固醇激素制剂。使用：

0.1%醋丙甲泼尼龙软膏或油脂性软膏，外用于面部和躯干斑块皮损处，每日1次，直至皮损消退（通常为7～14天）。

14.7 新生儿头部脓疱病

新生儿头部脓疱病（即新生儿痤疮）是一种发生于年龄4～8周婴儿的常见的一过性发疹性损害。表现为单一形态的微小的脓疱性皮损，发生于面颊、前额、头皮、颈部及上胸部。严重程度不一，皮损颜色鲜明，这是由于马拉色菌暂时性过度生长而引起。不经治疗可于几周内自行缓解，咪唑类药物外用亦可迅速起效。例如，应用：

2%酮康唑乳膏，外用，每日2次，直至皮损消退（通常2～3天）。

14.8 链球菌性肛周皮炎

链球菌性肛周皮炎少见，主要发生于学龄前和学龄儿童，也有成人发病的报道。表现为肛周持续性瘙痒和触痛性的红斑性皮损，从肛门边缘向外延伸。发作时可伴有皲裂、出血、分泌物、便秘及排便痛。

通过肛周拭子采样分离出化脓性链球菌（A组链球菌）而获明确诊断，但治疗并非依据药敏试验结果。当结果显示化脓性链球菌对青霉素敏感时，肛周感染以青霉素治疗复发率高。临床试验显示，口服头孢菌素类药物有效。

对于链球菌性肛周皮炎的儿童，应用：

头孢氨苄25mg/kg，最大剂量1g，口服，每12h 1次，连用10天。

对于青霉素速发型超敏反应的患儿（见《治疗指南：抗生素分册》中图3-1）：

1 克林霉素10mg/kg，最大剂量450mg，口服，每8h 1次，至少连用5天；❶

或

1 甲氧苄啶+磺胺甲噁唑（1个月及1个月以上儿童），4mg/kg+20mg/kg，最大剂量160mg+800mg，口服，每12h 1次，连用5天。

---

❶ 克林霉素需制备成糖浆剂，其有一种不好的味道。

第15章
色素性疾病

色素性疾病是以色素脱失、色素减退或色素沉着为特征性表现的一组疾病。皮肤的颜色并非仅取决于黑色素，而且与血管和其他的色素有关（如含铁血黄素、胡萝卜素、重金属）。白斑（皮肤黑色素减少）和色素沉着（皮肤黑色素增加）可以全身泛发也可局限性分布。本书仅讨论局限性分布的情况。

花斑癣亦可参见第100页。

15.1 白癜风

白癜风是以色素完全性脱失为特征性表现，可局限性分布也可全身泛发。发病率约为1%，对患者有明显的心理影响。白癜风病因不明，但可能是多因素致病。可与一些自身免疫性疾病（如甲状腺疾病、糖尿病、恶性贫血）伴发。好发部位是面、手、踝、褶皱、乳头及生殖器部位，以及慢性的反复皮肤损伤的部位。色素脱失境界清楚，毛囊复色或毛发变白（白发征），具有诊断意义。

本病预后不佳。显著的自发性复色并不多见。治疗效果难以预测，常不彻底，并易复发。患者需要心理支持。皮损部位应避免晒伤，化妆品遮盖是有效的方法。治疗包括皮质类固醇激素外用、免疫调节剂外用以及光疗法。

15.1.1 治疗

对于儿童白癜风患者、早期和进展期的白癜风患者，局部治疗是最为有效的方法——只有少数稳定期患者局部治疗可能有效。局部疗法可联合应用。至少需要3个月的治疗才能奏效，但治疗6个月仍未见改善则不可能有效。

外用皮质类固醇激素可促进白癜风部分复色。应用：

1 0.05% 二丙酸倍他米松乳膏，外用，每日1次，连用3个月，然后复查；

或

1 0.1%糠酸莫米松乳膏，外用，每日1次，连用3个月，然后复查。

外用吡美莫司对于身体褶皱部位和面部的小面积（如眼睑、口周部位）损害有效，因为这些部位不适于长期外用强效皮质类固醇激素制剂。应用：

1%吡美莫司乳膏，外用，每日2次，连用3个月。❶

一些研究表明，外用卡泊三醇可增强局部应用皮质类固醇激素和光疗的效果。作用机制尚不明确。治疗白癜风（不含面部），应用：

卡泊三醇50μg/g+二丙酸倍他米松软膏或凝胶500μg/g，外用，每日1次，连用3个月。❷软膏剂或凝胶剂的最大每周用量为100g。

如果局部治疗失败，应转诊专科进行光疗法（见第171页）。患者通常需要超过50次的光疗才能改善。

15.2 局部白斑

15.2.1 炎症后色素减退症

一些炎症性皮肤病［如银屑病、皮炎、慢性皮肤型（盘状）红斑狼疮］消退后会遗留局限性色素减退斑，尤其是深

---

❶ 在撰写本书时，吡美莫司还不能从药物福利计划（PBS）中获得用于治疗白癜风。最新信息见PBS网站（www.pbs.gov.au）。

❷ 在撰写本书时，卡泊三醇+二丙酸倍他米松还不能从药物福利计划（PBS）中获得用于治疗白癜风。最新信息见PBS网站（www.pbs.gov.au）。

色皮肤的人。色素改变通常在几个月后恢复正常，温和的日晒有助于这种转变。

冷冻治疗后也可发生色素减退斑，常为一过性，但若黑素细胞遭到破坏，则可能持久不退。

15.2.2 白色糠疹

白色糠疹是一种常见皮肤病，面部及上臂出现界限不甚清楚的脱屑性色素减退斑，主要见于青春期前的儿童（尤其是肤色较深者），夏季皮肤晒黑时尤为明显。自觉症状轻微。

白色糠疹是一种轻度皮炎反应，炎症后发生色素减退斑。异位性皮炎患者更为常见。白色糠疹必须与以下疾病鉴别：

· 白癜风（见第148页），为界限清楚的完全性色素脱失斑，表面无鳞屑；

· 花斑癣（见第100页），很少发生于青春期前的儿童，极少波及面部。

避免接触刺激物（如肥皂和洗发香波等）并使用肥皂替代品。对于多数患者，每日2次涂抹润肤剂治疗已经足够（见第51页）。如果存在炎症，应用：

1%氢化可的松软膏，外用，每日2次，连用5～7天，直至皮损消退。

建议持续使用润肤剂以保持皮肤湿润，因为不再脱屑皮肤才会复色。并建议进行温和的阳光照射以帮助复色。皮肤颜色会缓慢恢复。

15.2.3 特发性点状白斑

特发性点状白斑是一种常见的被偶然发现的皮肤病。表现为小的境界清楚的色素减退性斑片，见于皮肤有日光损伤者的手臂及小腿。斑片上常杂以日光性雀斑样痣。本病无须治疗。

15.3 局部色素沉着症

15.3.1 黄褐斑

黄褐斑是一种常见的后天获得性面部色素沉着性皮肤病，在深色皮肤的女性多见。通常发生于妊娠期或雌激素治疗期间（如口服避孕药）。常见于上唇、颧部和前额部。

如有可能建议停用雌激素并严格防晒［首选物理防晒剂（如微粒化的二氧化钛、氧化锌等），参见第183页］。如果女性继续服用含有雌激素的口服避孕药，黄褐斑会加重，建议其服用单纯含孕酮的避孕药。治疗起效慢，往往需要治疗6个月以上的时间。停止治疗后皮损易复发，尤其对于反复暴露于日光或雌激素者。

> 黄褐斑患者必须进行防光保护。

一线治疗是局部外用脱色剂。应用：

2%氢醌霜，外用，每日2次，连用2～4个月。

如果氢醌无效，联合维A酸外用某些患者有效。外用维A酸类药有致畸性，计划妊娠的妇女、孕妇和哺乳期妇女禁止使用。

> 维A酸类药物禁用于计划妊娠的妇女、孕妇、哺乳期妇女。

为减少刺激，从较低浓度的维A酸开始应用，耐受后再增加其浓度。应用：

0.025%维A酸乳膏，外用，每日1次。耐受后增加至0.05%浓度的维A酸。4～6个月后复查。

若经4～6个月的氢醌和维A酸联合治疗效果仍不充分，需转诊至专科治疗。在专科医师指导下制备成更高浓度的氢醌——而与之矛盾的是，长时间使用高浓度氢醌会使皮肤呈石板灰色改变。

激光治疗、强脉冲光治疗和化学换肤不能用于治疗黄褐斑。

激光治疗、强脉冲光治疗和化学换肤不能用于治疗黄褐斑，因为这些治疗方法缺乏证据支持，并且炎症后色素沉着的风险较大。

15.3.2　Civatte皮肤异色症

Civatte皮肤异色症同时伴有皮肤萎缩、毛细血管扩张、色素沉着和色素减退，发生于双侧颈部及颈部V字区。生活于日照充足气候条件下的皮肤白皙的人群中常见，因慢性日光损伤所引起。此病可因颈部喷洒香水产品而加重。

各种治疗方法均效果不佳。需持续性防晒，以使皮损不再进一步加重。色素沉着十分明显时，可使用脱色霜［如2%氢醌，治疗方法同黄褐斑（见第151页）］。如果无效，转诊至专科。可能的治疗方法是应用强脉冲光或脉冲染料激光治疗以减少色素异常，但不能完全清除皮损。

15.3.3　炎症后色素沉着

炎症性皮肤病消退随后出现色素沉着，深色皮肤者尤易发生。引起色素沉着的常见炎症性皮肤病包括痤疮、昆虫叮咬、异位性皮炎、急性接触性皮炎、扁平苔藓、银屑病、慢性皮肤型（盘状）红斑狼疮、烧伤等。肤色暗者任何皮肤损伤之后常见发生。色素沉着通常在几个月内逐渐消退，但偶有持久不退者。若为轻度色素沉着，严格防晒并使用脱色剂（如氢醌）即可有效。如果色素沉着严重，则需转诊给专科医师进行治疗。治疗方法可能包括激光治疗。

15.4　痣样的色素性皮肤病

15.4.1　牛奶咖啡斑

牛奶咖啡斑表现为平滑的淡褐色斑，常见于1岁以内的儿童。

如果患儿有6个或更多的牛奶咖啡斑则考虑为1型神经纤维瘤病❶：

- 直径5mm以上，青春期前出现；
- 直径15mm以上，青春期后出现。

此病若需治疗，转诊至专科。约50%的皮损对激光治疗有效。可能需要维持治疗。

15.4.2 先天性黑素细胞痣

先天性黑素细胞痣（色素性胎记）的发生率约为1/100。皮损通常很小（直径＜1.5cm）。中等大小（直径1.5～20cm）和巨大（直径＞20cm）的皮损非常少见。多数先天性痣损害初起时是平滑的，然后变得隆起并长出毛发。

对于小的和中等大小的先天性黑素细胞痣，恶性黑素瘤的危险性较低。如果确实发展为恶性黑素瘤，通常直到成年期才会出现，表现为一个浅表播散性恶性黑素瘤。与之相反，一个巨大的黑素细胞痣的儿童累积终生的恶性变的风险为3%，10岁之前最为常见。恶性黑素瘤表现为痣的部位或皮肤以外部位（如脑膜部位）出现一个深在性的结节。

小的先天性黑素细胞痣如果影响美观只需切除即可（通过外科手术的方法）。转诊至专科。激光治疗无效。

患有巨大痣的婴儿转诊给专科医师。治疗复杂。

15.4.3 太田痣

太田痣是由真皮黑素细胞增生引起的青石板色的色素沉着性皮肤病，亚洲人更为常见。常发生在面部的外上象限，常累及巩膜。损害通常在出生时即出现，但有时会在更晚些出现，可能被误诊为意外擦伤。

如果有治疗需求，转诊给专科医师进行激光治疗。虽然需要多个疗程，但疗效满意。

---

❶ 有关1型神经纤维瘤病的更多内容，参见《管理指南：发育障碍分册》。

15.4.4 颧部褐青色痣

颧部褐青色痣（Hori痣）与太田痣病理相同，常见于亚洲女性。通常为年轻人外上面颊部位逐渐出现青石板色的斑片。

如有治疗需求，转诊给专科医师。治疗同太田痣，并且对激光反应良好。

第16章
妊娠期皮肤病

妊娠期间皮肤的生理性改变包括皮肤色素增加、毛发增多、血管舒缩不稳和妊娠纹。在此期间，数种皮肤病会出现，主要为妊娠期异位性皮肤病、妊娠期多形疹、妊娠性类天疱疮及妊娠期肝内胆汁淤积症。总体而言，有17%的孕妇会出现瘙痒症。

以下推荐的药物被认为在妊娠期可安全使用。

妊娠期肝内胆汁淤积症参见《治疗指南：胃肠病分册》。

16.1 妊娠期异位性皮肤病

妊娠期异位性皮肤病是异位性皮炎、妊娠瘙痒性毛囊炎及妊娠痒疹的统称，是妊娠期最为常见的皮肤疾病，约占妊娠引发皮疹的50%。20%的患者有异位性皮炎病史，其余患者有异位性体质，但首次出现皮肤损害在妊娠期间。妊娠期异位性发疹可发生于妊娠期任一阶段，表现各不相同，从典型的皱褶部位皮炎到毛囊性和非毛囊性丘疹以及痒疹性损害（表皮剥脱性丘疹和结节）。

妊娠期异位性皮肤病主要以涂抹润肤剂（见第51页）和外用皮质类固醇激素治疗。

面、皱褶部位或其他部位的轻度皮炎反应，应用：

1%氢化可的松软膏，外用，每日1次，直至皮损消退（TGA中属A类妊娠期用药）。❶

---

❶ 澳大利亚药物管理局（TGA）中有一个"妊娠期处方药"数据库（网址：www.tga.gov.au/prescribing-medicines-pregnancy-database）。A类药物被认为可安全用于妊娠期。

面部和皱褶处以外部位更为严重的皮炎反应，应用：

0.05%二丙酸倍他米松软膏，外用，每日1次，直至皮损消退（TGA中属A类妊娠期用药）。❶

16.2　妊娠期多形疹

妊娠期多形疹（也被称为妊娠瘙痒性荨麻疹样丘疹及斑块）在妊娠者中发生率为1∶160，在妊娠期常见发疹中位列第二位。它于妊娠期后3个月出现，特别是在首次妊娠的妇女和妊娠期体重明显增加的孕妇。皮损伴剧烈瘙痒，初发于腹部，通常于妊娠纹或接近妊娠纹的部位发生。红色丘疹互相融合形成荨麻疹样斑块，逐渐扩展至整个躯干、臀部及四肢。产后几天内皮疹即会自行消退，再次妊娠不会复发。

推荐性治疗是外用皮质类固醇激素结合口服抗组胺药。应用：

0.05%二丙酸倍他米松乳膏，外用，每日2次（TGA中属A类妊娠期用药）；❶

加用

1　赛庚啶4mg，口服，每日3次（TGA中属A类妊娠期用药）；❶

或

1　氯苯那敏2mg，口服，每日4次（TGA中属A类妊娠期用药）；❶

或

1　非尼拉明22.65～45.3mg，口服，每日3次（TGA中属A类妊娠期用药）。❶

---

❶　澳大利亚药物管理局（TGA）中有一个"妊娠期处方药"数据库（网址：www.tga.gov.au/prescribing-medicines-pregnancy-database）。A类药物被认为可安全用于妊娠期。

若疗效不彻底，可外用皮质类固醇激素结合湿敷料治疗（见第59页）。

病情严重，因瘙痒而难以入睡者，需转诊给皮肤科医师或产科医师，考虑予以泼尼松（龙）口服治疗。

16.3 妊娠性类天疱疮

妊娠性类天疱疮是一种罕见的自身免疫性大疱病，常发生于妊娠的中后期，有时还可于产后第1周出现。妊娠期多形疹与早期的妊娠性类天疱疮难以鉴别。初发损害为荨麻疹样斑块伴剧烈瘙痒，发生于脐周。之后出现群集的丘疱疹，逐渐融合形成大的水疱。通过皮肤活检结合免疫荧光检查以明确诊断。需转诊专科。

妊娠性类天疱疮再次妊娠时易于复发，口服避孕药可能导致复发。

第17章
银屑病

银屑病是一种以红斑和鳞屑为特征的增生性炎症性皮肤病，从几个斑块性损害到泛发性脓疱性炎症反应伴全身症状。任何年龄均可发病。少见于儿童，但在婴儿常表现为顽固性尿布疹或严重的脂溢性皮炎。

斑块性银屑病是最为常见的类型，表现为境界清楚的粉红色斑块，表面覆盖银白色鳞屑。好发于肘、膝、骶尾部及头皮。皮损可单发也可多发，斑块可以相互融合在一起，直径有时可达30cm或更大。银屑病可累及头皮、躯干、四肢、掌跖部、指（趾）甲、皱褶部位（包括生殖器部位）以及面部。较少见的类型是点滴状银屑病、泛发性脓疱型银屑病和红皮病型银屑病。

银屑病是一种慢性皮肤病，其病因常难以预测，严重性表现不一。该病对心理的影响很大，但其并不常与疾病的严重程度相关。

银屑病具有很强的家族性，为多基因遗传性疾病，但仅在某些特殊环境作用下才被激活。多数患者找不到特异的诱发因素。间或由感染（链球菌感染、包括人类免疫缺陷病毒在内的病毒感染）、皮肤创伤（如Koebner现象）、心理压力或药物等而诱发。

日光损伤、代谢因素（钙缺乏症）及性激素（如妊娠期及产后）均可致疾病发作。锂剂、氯喹、羟氯喹、α干扰素可促使银屑病严重发作，系统应用皮质类固醇激素及外用强效皮质类固醇激素撤药时亦可使银屑病严重发作，或可诱发成为脓疱型损害。另有多种药物（如血管紧张素转换酶抑制药、

β受体阻滞药、非甾体抗炎药等）被报道可诱发或加重本病，但其因果关系难以被确证。

在出现关节炎的银屑病患者中，只有极少数患有银屑病性关节炎。有银屑病性甲损害的患者银屑病性关节炎患病可能性更大。

一些证据显示，银屑病是心血管疾病的一项独立危险因素。

毛发红糠疹是一种少见皮肤病，有时可误诊为银屑病。但此病治疗很少有效。

17.1 需住院治疗的银屑病类型

17.1.1 脓疱型银屑病

脓疱型银屑病可局限性发生也可泛发，当其限于手足部位（掌跖部位）时，患者常接受社区医疗（见第167页治疗）。与之相反，泛发性脓疱型银屑病表现为骤然出现的红斑基础上小脓疱，皮损全身泛发，伴发热及其他全身症状。全身症状重，故患者应住院评估病情。妊娠期泛发性脓疱型银屑病是一种罕见的由妊娠而诱发的脓疱型银屑病的暴发型，应转诊至专科治疗。

17.1.2 红皮病型银屑病

皮肤损害全身泛发，可以从斑块性银屑病逐渐扩展而来，也可为突然性发疹。突然性发疹可伴发广泛的脓疱性损害（von Zumbusch急性泛发性脓疱型银屑病），伴发热及其他全身症状。可能缺乏典型的银屑病损害。红皮病型银屑病治疗困难，需专科治疗。患者需住院评估病情。红皮病型银屑病的并发症包括心力衰竭、感染、吸收不良以及贫血等。

17.2 社区医疗中银屑病的治疗

17.2.1 一般性建议

当患者在社区医疗机构中就诊时应考虑以下情况：

- 疾病对心理造成的不利影响；
- 生活方式的建议（如心理辅导、锻炼身体、减轻体重、戒烟、减少饮酒等）；
- 用药史；
- 治疗药物的选择；
- 是否需要早期转诊。

某些轻症患者若临床症状未对其造成困扰，可选择不予以治疗。通常在患者一生当中，其求医欲望会随时间而改变。

一些证据显示，银屑病是心血管病的一项独立危险因素，因此嘱患者（儿童和成人）改换适宜的生活方式，并监测其心血管疾病的危险因素。

温和的日晒可以受益。

特殊性饮食对银屑病治疗无益。

回顾患者的用药史。某些药物（见第158页）会使病情加重，但只发生于少数患者。

嘱患者避免刺激物，使用肥皂替代品。感染少见，如果怀疑存在感染，拭子检查并根据检查结果给予治疗。对于生殖器部位银屑病，与生殖器皮炎的一般性治疗方法相同（见第67页）。

17.2.2 社区医疗中的治疗药物

17.2.2.1 用药策略

用于社区医疗成人和儿童的治疗为外用药物——焦油制剂、皮质类固醇激素和卡泊三醇（见图17-1）。

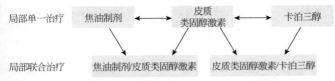

图17-1 社区医疗中银屑病治疗药物选择

银屑病的有效治疗是经常在这些药物之间变换的过程。病情较轻者，单用某种药物即可长年维持很好的疗效。相反，随用药时间延长，有相当数量的患者（病情常迁延而严重）对治疗用药敏感性变差，需要改换（轮换用药）。最有可能失去疗效的药物是皮质类固醇激素外用药。加用一种焦油制剂或卡泊三醇可延长疗效。

银屑病的自然病程是在急性发作与缓解之间循环变换，这就意味着其治疗亦需在此循环转换中重复进行。

治疗方法的选择需根据其类型、严重程度、年龄以及对治疗的依从性等因素（见第163～170页）。治疗可望在2～4周内起效。如果一种药物无效或停止起效（快速抗药反应），或者出现不能接受的不良反应，则需尝试另一种类的药物。经典的治疗手段是外用药间联合应用（如晚间应用一种焦油类药物，晨起外用一种皮质类固醇激素）。皮损消退后，可能通过停用皮质类固醇激素外用药而继续应用焦油制剂来逐渐终止治疗。若损害复发（为常见现象）则重启皮质类固醇激素外用药物治疗。所有患者需常规使用润肤剂（见表7-1）。在治疗银屑病时如何使用这些药物的更多知识见焦油类药物（第162页）、外用皮质类固醇激素（第162页）和卡泊三醇（第163页）。

给银屑病患者处方外用制剂时常出现药量不够的现象，一个平均体重的成人全身涂药每天大约需要霜剂30g或软膏20g的药量（有关外用药品使用量的建议见附表2-1）。

当社区医疗中可获取的治疗药物无效时，需转诊至专科

第17章 银屑病

（见专科治疗方法，第171页）。若患者有可能需要生物治疗时应尽早转诊（见第173页）。

系统皮质类固醇激素勿用于治疗银屑病。

尽管在社区医疗中，对于重症患者可以处方甲氨蝶呤（第171页），但起始治疗应由专科医师给予或者与专科医师配合给予。此药不良反应严重，故患者在开始治疗之前必须被筛选并在治疗期间进行密切监测。

17.2.2.2 外用皮质类固醇激素

外用皮质类固醇激素具有抗炎及抗有丝分裂的作用，是治疗银屑病的最常用药物。此类药物常用于初始控制疾病，从而使其他更为刺激性的药物可以添加或替代（如焦油类药物、卡泊三醇）。在与焦油类药物联合应用时，皮质类固醇激素药物晨起应用，焦油类药物晚间应用。皮质类固醇激素外用药亦可用于治疗银屑病急性发作。

较强效皮质类固醇激素制剂用于皮肤肥厚部位或者较厚斑块性皮损。较弱效的皮质类固醇激素制剂则用于敏感部位的皮损（如颜面部）。可使用冲击疗法（即每周2天使用一种皮质类固醇激素，其余日期使用其他类型的药物），最大限度地减少不良反应的发生及伴随持续治疗而产生的疗效丧失（快速抗药反应）。

17.2.2.3 焦油类药物

焦油具有抗炎和抗瘙痒作用，可安全有效地用于多数类型银屑病的治疗。LPC❶是首选焦油制剂，但鱼石脂是另一种选择。角质溶解剂（如3% ～ 8%的水杨酸）用于软化和消除鳞屑，常与一种焦油配制成复合制剂。由于此类制剂存在刺激性，故症状一经皮质类固醇激素控制后即可加入到治疗当中。此药不能用于剥脱性皮损或炎症反应很重的皮损。如果

---

❶ LPC=liquor picis carbonis=煤焦油溶液。

与其他外用制剂联合应用（如皮质类固醇激素、卡泊三醇），则晚间应用焦油类药物，晨起外用其他类药物。妊娠期LPC的安全性在澳大利亚药物管理局（TGA）"妊娠期处方药"数据库中未获归类。❶

用滴定法所测定的活性成分浓度的高低取决于其疗效和耐受性。治疗肥厚性皮损应用较高浓度的LPC及水杨酸制剂。对较敏感部位（如皱褶和生殖器部位）皮损的治疗，单用较低浓度的LPC（如1% ～ 2%的制剂）治疗。身体其他部位皮损的治疗起点是6%的LPC和3%的水杨酸，基质为霜剂。最大浓度通常为10% LPC和10%水杨酸。

> 开始焦油制剂治疗，采用6% LPC和3%水杨酸制剂，基质为霜剂。

但焦油制剂因气味难闻和污染衣物的缺点而使患者的依从性受限，其常需在一可合成药物的药店中制备（少数几个专卖药可获取）。

如果LPC不能耐受，尝试予以1%鱼石脂水合霜剂治疗。

17.2.2.4 卡泊三醇

卡泊三醇是1,25-二羟维生素D_3的类似物（活化的维生素D），可以调节角朊细胞增殖和分化。其可有效治疗银屑病，但最佳效果常需治疗6周才能出现。不良反应为红斑及刺激症状，与皮质类固醇激素合用时症状会消退。外用治疗银屑病时，与皮质类固醇激素合并应用的疗效优于其单独应用。正因如此，卡泊三醇联合皮质类固醇激素治疗是临床常用疗法。

17.2.3　按皮损分布或皮损类型分别给予治疗

17.2.3.1　头皮

银屑病头皮损害可有一系列的临床表现，从微量的红斑

---

❶ TGA"妊娠期处方药"数据库，网址：www.tga.gov.au/prescribing-medicines-pregnancy-database。

鳞屑到覆盖大部分头皮并超出发迹部位的肥厚性角化过度的斑块性损害。

皮质类固醇激素洗剂因在毛发部位易于涂抹且不油腻的特性而被经常应用于初始治疗阶段。而焦油类制剂则常具有起效较快、疗效维持时间较长的特点，但需要鼓励患者接受其刺鼻的气味。

若初始以皮质类固醇激素治疗，应用：

    1   0.1%醋丙甲泼尼龙洗剂，外用，每日1次，直至皮损消退（通常需2～6周）；

或

    1   0.1%糠酸莫米松水凝胶或洗剂，外用，每日1次，直至皮损消退（通常需2～6周）。

如果治疗2周后疗效仍不充分，改换为：

    1   0.05%二丙酸倍他米松洗剂，外用，每日2次，连用6周；

或

    1   0.05%丙酸氯倍他索香波，清洗，每日1次，连用6周。

症状一经控制，随即加用一种煤焦油类的香波（OTC可获取），此有助于皮质类固醇激素外用制剂撤药。将此洗发香波涂抹于头皮但不要立即冲洗。每日应用直至皮损消退，然后改为每周2次维持。

若头皮开始出现瘙痒症状，则重新开始外用皮质类固醇激素治疗。

若头皮部出现肥厚性银屑病样鳞屑，则予以一种焦油发膏外用，即：

6% LPC ＋ 3%水杨酸水合霜，外用，每日2次。❶

———————————

❶ LPC=liquor picis carbonis＝煤焦油溶液。

如果外用一种皮质类固醇激素皮损仍不能控制，则另一种替代药物为卡泊三醇，应用：

卡泊三醇50μg/g+二丙酸倍他米松凝胶500μg/g，外用，每日1次，直至皮损消退（皮损有望在2周内获得一定的好转）。

如果卡泊三醇治疗仍无改善，转诊至专科。

17.2.3.2 躯干和四肢

对于躯干和四肢部位长期而稳定的银屑病皮损，首选药物为焦油制剂——对于大面积部位易于涂抹并且长时间应用安全性好。应用：

1 煤焦油制备成1%的乳剂或凝胶，外用，每晚1次或每日2次，连用1个月；

或

1 6% LPC+3%水杨酸霜剂或软膏，外用，每日2次，连用1个月。❶

如果单用一种焦油药物不能充分奏效，或者对于急性发作病例，可加用一种皮质类固醇激素外用。应用：

1 0.1%醋丙甲泼尼龙霜剂、软膏或油脂性软膏，外用，每日1次，直至皮损消退（通常需2～6周）；

或

1 0.1%糠酸莫米松霜剂、水凝胶或软膏，外用，每日1次，直至皮损消退（通常需2～6周）。

如果治疗3周疗效仍不充分，则改换为皮质类固醇激素外用：

0.05%二丙酸倍他米松霜剂或软膏，外用，每日1次，直

---

❶ LPC=liquor picis carbonis=煤焦油溶液。

至皮损消退（通常需2～6周）。

症状一经控制，皮质类固醇激素的强度即应逐渐减低，如有可能则停药。继续焦油制剂维持治疗。

对于仅有少数散在性斑块且焦油制剂治疗无效，或者需要长期皮质类固醇激素控制的患者，考虑予以卡泊三醇治疗。应用：

卡泊三醇50µg/g+二丙酸倍他米松软膏500µg/g，外用，每日1次，直至皮损消退（通常需6周左右）。

治疗泛发性损害时需谨慎应用。软膏或霜剂（5mg卡泊三醇）每周用量不要超过100g，因理论上有导致血钙升高的危险。

对于不愿使用软膏的患者，可以获取只含单一卡泊三醇的霜剂。

如果卡泊三醇治疗仍无改善，转诊至专科。

17.2.3.3 掌跖部位

（1）角化过度性损害

与其他的皮肤病相同，银屑病掌跖损害常表现为角化过度，故更顽固对抗治疗。皮损可能与皮炎类似，但其他部位的银屑病表现可提示诊断。

掌跖角化过度性损害以一种焦油制剂结合一种角质溶解剂作为初始治疗。应用：

6% LPC + 6%水杨酸霜或软膏，外用，每日2次，连用1个月。❶

若治疗1个月皮损未获显著改善，考虑给予卡泊三醇治疗。应用：

---

❶ LPC=liquor picis carbonis=煤焦油溶液。

卡泊三醇50μg/g+二丙酸倍他米松软膏500μg/g，外用，每日1次，直至皮损消退（通常需6周左右）。

如果卡泊三醇治疗仍无改善，转诊至专科。

（2）脓疱性损害

掌跖脓疱病的初始治疗是给予一种焦油制剂。应用：

6% LPC + 3%水杨酸霜或软膏，外用，每日2次。❶

若焦油不能耐受或治疗2周仍无效，开始一种强效皮质类固醇激素治疗。应用：

▮ 0.05%二丙酸倍他米松软膏，外用，每日1次，直至皮损消退（通常需2～6周）；

或

▮ 0.1%糠酸莫米松软膏，外用，每日1次，直至皮损消退（通常需2～6周）。

如果治疗3周后疗效仍不充分，改换为：

0.05%二丙酸倍他米松软膏，以最佳基质配制，外用，每日1次，直至皮损消退（通常需2～6周）。

症状一经控制，皮质类固醇激素的强度即应逐渐减低，如有可能则停药。如果极少量活动病变仍持续存在，给予焦油制剂维持治疗。

对于需外用皮质类固醇激素治疗超过2个月的患者，考虑加用卡泊三醇治疗。应用：

卡泊三醇50μg/g+二丙酸倍他米松软膏500μg/g，外用，每日1次，直至皮损消退（通常需6周左右）。

如果卡泊三醇治疗仍无改善，转诊至专科。

---

❶ LPC=liquor picis carbonis=煤焦油溶液。

17.2.3.4　指（趾）甲损害

银屑病甲板损害可表现为甲板凹坑、甲剥离或甲下角化过度。可与甲癣表现十分相似，故在作为银屑病治疗之前，应行真菌培养或组织学检查以排除真菌感染的诊断。

局部治疗困难且常无任何效果。甲病变最有可能获得改善是在患者因其他部位显著的银屑病损害而接受系统治疗时。

对于想积极治疗的患者，可尝试：

卡泊三醇50μg/g+二丙酸倍他米松软膏500μg/g，外用于近端甲皱襞和甲下部位，每晚1次，最长3个月。

甲板剥离或甲下角化过度者，另一治疗用药为强效皮质激素类洗剂。应用：

0.05%二丙酸倍他米松洗剂，外用于甲下，每日2次，最长3个月。

若此治疗仍无缓解，转诊给专科医师。

17.2.3.5　皱褶部位，包括生殖器银屑病

银屑病累及的皱褶部位包括腹股沟、臀沟、腋窝或乳房下皱褶处，而不伴其他部位的损害。只有生殖器或肛周部位损害因几无鳞屑而难以诊断。

生殖器银屑病亦可表现为非特异性外阴炎。主要症状通常为瘙痒，裂口可致疼痛症状。女性生殖器银屑病常见于肛周和臀沟处。男性患者则主要分布于阴囊和腹股沟，阴茎亦可受累。银屑病是儿童顽固性生殖器及肛周发疹的常见致病原因。

皱褶部位银屑病的一般性建议是避免刺激并使用肥皂替代品。如果怀疑存在感染，拭子检查并根据检查结果给予治疗。对于生殖器部位皮损，与生殖器皮炎的一般性治疗方法相同（见第67页）。

第一步治疗是外用一种皮质类固醇激素制剂。若为仍穿尿布的儿童患者，加用一种抗念珠菌的乳膏（如制霉菌素、一种咪唑类药物等），与刺激性尿布疹（见第144页）的治疗相同。应用：

0.1%醋丙甲泼尼龙软膏或油脂性软膏，外用，每日1次，直至皮损消退（可能需用几周时间），但对仍穿尿布的儿童不超过2周。

当初发皮疹已改善但仍有部分皮疹未退时，可给予焦油制剂而不结合水杨酸治疗（后者有刺激）。对于仍穿尿布儿童，LPC可与锌按配方制成乳膏应用。若有表皮剥脱或炎症反应，不要应用焦油，因即使单一焦油制剂亦可能有刺激性。

应用：

2%LPC配制于乳化性软膏中，外用，每日1次。❶

如果LPC不能耐受，尝试使用鱼石脂。应用：

1%鱼石脂霜或软膏，外用，每日1次。

如果鱼石脂不能耐受，转诊至专科。

此为间歇性发作患者的经典治疗手段。对于急性的发疹，加用上述的一种皮质类固醇激素外用药，并持续应用直至皮损消退。

银屑病难以治疗，外用药物对某些患者有刺激性。若皱褶部皮损经局部治疗不能改善，将其转诊给专科医师。光疗法可获良效（见第171页）。

17.2.3.6 面部

银屑病面部损害的初始治疗是外用一种皮质类固醇激素制剂而非焦油类制剂，由于美观原因及刺激性较小。

---

❶ LPC=liquor picis carbonis=煤焦油溶液。

皮损位于面中部的成年患者，应用：

0.1%醋丙甲泼尼龙霜剂、软膏或油脂性软膏，外用，每日1次，直至皮损消退（通常需2～6周）。

皮损位于耳周和发迹线部位的成年患者，应用：

0.1%糠酸莫米松霜剂或软膏，外用，每日1次，直至皮损消退（通常需2～6周）。

对于儿童患者，应用：

1%氢化可的松霜剂或软膏，外用，每日1次，直至皮损消退（通常需2～6周）。

症状一经控制，皮质类固醇激素的强度即应逐渐减低，如有可能则停药。加用一种焦油药物可帮助皮质类固醇激素撤药。应用：

2% LPC + 2%水杨酸水合霜剂，外用，每晚1次。❶

卡泊三醇有刺激，不能用于面部。若皮质类固醇激素及焦油类药物的疗效不充分，转诊至专科治疗。

17.2.3.7　点滴状银屑病

点滴状银屑病表现为多数水滴状皮损，直径2～10mm，多见于躯干及四肢近端。与斑块状银屑病表现类似，皮损呈粉红色，但鳞屑可能不如其明显。此型任何年龄均可发生，但更常见于十几岁的青少年及年轻的成人。

点滴状银屑病可由化脓性链球菌咽喉部感染或肛周感染所诱发（A组链球菌）。皮损常于感染2～3周后才出现，仅于活动性感染存在时才需要抗生素治疗。（参见《治疗指南：抗生素分册》中的"咽炎"；链球菌性肛周皮炎，第147页）

虽然斑块分布广泛但常较薄且易对较为弱效的皮质类固醇激

---

❶　LPC=liquor picis carbonis=煤焦油溶液。

素制剂产生疗效。治疗方法同躯干四肢部位银屑病（第165页）。

17.3 专科治疗方法

17.3.1 局部治疗

蒽林因具有抗表皮增殖作用而用于银屑病治疗，但已很少应用。其对未受累皮肤可产生烧灼感且污染衣物和皮肤。

他扎罗汀的作用有限，它是一种合成的维A酸类外用药（0.05%和0.1%的霜剂可以获取），常有刺激性。

17.3.2 窄谱UVB光疗法

几种皮肤病（如银屑病、皮炎、皮肤淋巴瘤等）对可测定剂量的一种特定波长的日光照射反应良好——窄谱中波紫外线（UVB）光疗（波长311nm）。

光疗法主要通过抑制皮肤内的免疫及炎症反应路径而发挥其治疗作用。

一般每周光疗2～3次，共几个月时间——这需要大量的时间投入，可能会影响患者的依从性。光疗限于身体能够进入到治疗仓中的患者并站在里面5～10min。光疗通常预订给成人及年龄较大的儿童。然而，对于6岁这样的年幼儿童，可在一位从事光疗工作经验丰富的护士的扶持下接受治疗。

不良反应包括剂量相关性红斑（严重红斑反应可能导致水疱的发生）及色素沉着。无证据显示，按照治疗指南中设定的标准剂量给予处方有增加皮肤癌的风险。

治疗银屑病时与维A酸类药物联合应用会增加窄谱UVB的疗效。

光疗常与局部治疗联合应用。患者不能在治疗前的短时间内外用对UVB有阻隔作用的药物（如卡泊三醇、防晒剂等）。

17.3.3 甲氨蝶呤

尽管在社区医疗中对于重症患者可以处方甲氨蝶呤，但起始治疗应由专科医师给予或与专科医师配合给予。

甲氨蝶呤是一种免疫抑制性药物，可以减缓表皮细胞增殖。口服治疗用于其他疗法无效的重症患者。虽然此药是一种有效的治疗药物，但其具有潜在毒性，处方医师需熟知适当的预防措施。甲氨蝶呤在临床上与多种其他药物存在相互作用，可导致其疗效降低或毒性增加。

此药开始治疗之前，处方医师应当：

- 除外妊娠；
- 对潜在的疾病和感染进行筛查；
- 核查疫苗接种情况；
- 用药史及药物间相互作用的信息；
- 与患者探讨服用此药的不良反应和疗效；
- 告知患者此药以每周为单位给药。

老年人及肾损害患者应小剂量给药，因为此类患者不良反应更为常见。叶酸可将此药的不良反应减至最低。定期进行血象、肾功能及肝生化检测。

> 确保患者已了解甲氨蝶呤是以每周而非每天为单位服用。

对于病情严重者，应用：

甲氨蝶呤5～10mg，口服，在每周特定的某一天服用，根据需要缓慢增加剂量，最大剂量至20mg/周（平均维持剂量为10～20mg/周）。定期检测血象、肾功能及肝生化；

加用

叶酸5mg，口服，1～2次/周（最好与甲氨蝶呤错开日期服用）。

因甲氨蝶呤毒性可积蓄而银屑病为慢性疾病，因此限制了此药治疗的持续时间。皮损清除后，在数月内逐渐减低服药剂量。患者可能获得缓解期——可持续数月至数年。然而，如果剂量减低而疾病复发，患者可能需长期治疗，这种情况必须请专科会诊。

17.3.4 阿维A

阿维A是一种口服维A酸类药，可以调节表皮细胞增生和分化，并具有抗炎活性。它作为单一治疗，或者与窄谱UVB或外用药物联合治疗。因口服阿维A有强致畸性，故必须由专科医师给药。在撰写本书时，澳大利亚国家或地区法律条款将处方权限定于执业内科医师和皮肤科医师。❶

阿维A有致畸性，禁用于妊娠期妇女或者服药期间及停药后2年有妊娠计划的妇女。

> 阿维A有致畸性，禁止用于妊娠期妇女。妇女必须在停药2年后才能考虑妊娠。

系统应用维A酸类药物可出现多种不良反应 [如唇炎，鼻、眼、面干燥，掌跖脱屑，指（趾）甲软化，脱发，关节、肌肉疼痛，头痛，脂代谢紊乱，光敏感]。

17.3.5 环孢素

环孢素是控制银屑病的一种非常有效的免疫抑制性药物，但停药后易快速复发（常在几周之内发生）。由于长期应用可出现不良反应（如血压升高、肾功能损害、多毛症、牙龈增生、淋巴瘤、胃肠道功能紊乱、肝功能异常、脂代谢紊乱及中枢神经系统不良反应）而不主张持续性应用。环孢素在临床上与多种其他药物存在显著的相互作用。

17.3.6 生物治疗

生物制剂用于靶向性治疗银屑病，针对白细胞介素-17A（司库奴单抗）、白细胞介素-12和白细胞介素-23（乌司奴单

---

❶ 最新的有关处方阿维A的限制条款参见TGA网站（www.tga.gov.au/publication/poisons-standard-susmp）中的对于药物和毒物统一计划的标准化管理。

抗）或肿瘤坏死因子（英夫利昔单抗、依那西普、阿达木单抗）。疗效不一，但可出现非常显著的疗效。一些药物亦可使银屑病性关节炎获得改善。同其他银屑病治疗情况一样，停药后易于复发。

在撰写本书时，有下述病情表现的患者其生物治疗由PBS[1]提供资金。

• 由皮损全身泛发导致的银屑病面积及严重性指数（PASI）评分大于15；

• 显著的手 / 足 / 面部损害。

具有上述表现的患者须4个治疗方法（即甲氨蝶呤、阿维A、光疗、环孢素）中有3个失败才符合资助资格。全科医师若考虑患者需要生物治疗则尽早将其转诊给专科医师。

一般来说，生物治疗耐受性良好。潜伏感染再活动（尤其结核病）及诱发恶性肿瘤是可能需要关注的问题。当患者出现显著感染或肿瘤时可能需要中断治疗。

反常而罕见的是，生物治疗（可能因治疗其他疾病）可能诱发脓疱型银屑病急性发作。

------

[1] 有关银屑病生物治疗资金支持的最新信息见药物福利计划（PBS）网站（www.pbs.gov.au）。

第18章
酒渣鼻、面红症及口周皮炎

18.1　酒渣鼻

酒渣鼻是一种慢性皮肤病，以面中部的红斑、肉眼可见的血管（毛细血管扩张）、无菌性痤疮样炎性丘疹、脓疱及结节（但无粉刺）为特征。

最常见于30～50岁皮肤白皙者。皮损初起常表现为严重的或持久的面部易于发红现象。患者经常自觉其面部发热、烧灼感或针刺样感亦或痒感，并且更易被外用制剂所刺激。

至少半数患者会出现眼酒渣鼻，即睑结膜炎，导致眼部瘙痒、灼烧感、干燥、磨眼症状或异物感，伴眼睑红斑及肿胀。

更为严重的病例可能出现皮脂腺增生肥大及结缔组织病变，导致鼻部呈圆球状肿胀，鼻赘形成。

酒渣鼻可致严重的心理伤害。

发病原因不明，与过度饮酒并无关联。鉴别诊断包括痤疮、口周皮炎、脂溢性皮炎、红斑狼疮以及面部发红相关性疾病（见表18-1）。

18.1.1　治疗

18.1.1.1　一般原则

尽量将诱发面部发红（见表18-1）或刺激皮损的因素（如护肤品）减至最低。防光保护很有必要（见第183页），应选用低刺激性防晒剂。

使用有润肤效果的无皂性面部清洁剂，以减少刺激。应用带绿色的粉底以遮盖红斑及毛细血管扩张。

禁止外用皮质类固醇激素——其对酒渣鼻无效，并且当停用皮质类固醇激素，即使为弱效皮质类固醇激素制剂时，都可出现严重的反弹现象。

18.1.1.2 轻度酒渣鼻

伴轻度红斑及极少量皮损的酒渣鼻无需治疗。如果因美观或皮肤敏感的原因而寻求治疗，下述局部治疗方法适宜应用：

▪ 0.75%甲硝唑凝胶或乳膏，外用，每日1次或2次；或

▪ 15%壬二酸凝胶，外用，每日1次或2次。

局部治疗需持续6～12周才可获得最大疗效。

通常需要长期外用甲硝唑以控制病情和延长缓解期。

若局部治疗不成功，则加用口服药物治疗（见下文）。

18.1.1.3 中重度酒渣鼻

对于较严重损害，局部治疗（见上文）结合口服抗生素治疗往往会取得很好的疗效——主要是利用抗生素的抗炎作用。应用：

▪ 多西环素50～100mg，口服，每日1次，持续服用可达8周，需要时可重复使用。如果治疗4周后无满意效果，考虑予以米诺环素治疗；或

② 红霉素250～500mg，口服，每日2次，持续服用可达8周，需要时可重复使用。如果治疗4周后无满意效果，考虑予以米诺环素治疗；或

② 红霉素（环酯红霉素制剂）400～800mg，口服，每日2次，持续服用可达8周，需要时可重复使用。如果治疗4周后无满意疗效，考虑予以米诺环素治疗。

如果药物不耐受或4周后无满意疗效，应用：

米诺环素50～100mg，口服，每日1次，持续服用可达8周，需要时可重复使用。

对于治疗1个月之内复发者，另一种治疗选择是应用多西环素或小剂量米诺环素较长时间维持使用。应用：

1　多西环素50mg，口服，每日1次或隔日1次，连用6～12个月；

或

1　米诺环素50mg，口服，每日1次或隔日1次，连用6～12个月。

当抗生素无效时，转诊。可能口服小剂量的异维A酸有效。

18.1.1.4　眼部酒渣鼻

对于眼部损害，一线治疗是使用眼部润滑剂、每日保持眼睑部卫生及睑缘按摩。如果不能控制症状，则给予口服抗生素，方法同中重度酒渣鼻的初始治疗（见第176页）。

18.1.1.5　酒渣鼻相关的红斑及毛细血管扩张损害

对于红斑及毛细血管扩张病变，外用血管收缩剂，以改善皮肤外观，但疗效维持时间短（大约维持12h）。如需短期改善，使用：

酒石酸溴莫尼定5mg/g（相当于溴莫尼定3.3mg/g）凝胶，外用，每日晨起使用1次。最大每日用量为1g。

血管激光治疗（脉冲染料激光或强脉冲光）可有效治疗红斑及毛细血管扩张损害，并且可能更为持久。根据病情严重程度及患者期望值，可能需要数次治疗。对于间歇性发红患者有效性差一些或者疗效难以预测。血管激光治疗对于多数面部潮红及炎症性改变者作用不大，但可有一定程度的缓解。

18.1.1.6　鼻赘

在鼻赘期鼻部组织增生肥大，可能会影响面容外观。多发于45岁以上的男性。

基于美观原因而求医者，应将患者转诊给专科医师给予手术治疗（如激光磨削、削除术等），或异维A酸治疗。

18.2　面红症

脸红（blush）指颜面部突然暂时性发红，一般认为是生理性反应。面红症（flushing）为面部明显发红，经常伴有发热感、出汗及立毛反应（鸡皮疙瘩），发生于面部及其他部位（如颈部、上胸部、上腹部）。两种情况都是由暂时性血管扩张所引起。"脸红"和"面红"两词常可互换使用。

血管扩张可以由多种心理上的、自主神经的或内分泌方面的因素所引发，或者由血管活性药物作用于皮肤脉管系统所致。表18-1列出了面红症相关因素，包括一些内科疾病（见下文）。

表18-1　与面红症有关的因素

常见因素	少见因素
更年期 酒渣鼻 精神紧张 气温骤然变化 食辛辣食物及饮料 高热 饮酒 运动 风吹 洗热水澡 药物（如钙通道阻滞药、昔多芬，烟酸、他莫昔芬、环丙孕酮、系统皮质类固醇激素、环孢素、万古霉素、阿片制剂、长期外用皮质类固醇激素）	食品添加剂（如谷氨酸单钠盐、在熏肉中加入的亚硝酸盐和硝酸盐类，亚硫酸盐） 神经系统疾病（如脑肿瘤、脊髓损伤、帕金森病） 类癌综合征 嗜铬细胞瘤 系统性肥大细胞增生症

面红症很常见。多数女性在更年期由于雌激素水平下降（这种激素有稳定热调节的作用）而出现面红症。其他人最常见的原因是酒渣鼻（见第175页），常伴有红斑、毛细血管扩张、丘疹及脓疱。

18.2.1 治疗

面红症的初始治疗是明确诱发原因。治疗合并的疾病。如临床允许，停用可疑致病药物。尽最大可能减少或去除诱发因素。

如果症状较重、长期不愈或伴有其他症状（如腹泻、出汗等），应转诊专科。

对于更年期相关患者，考虑短期激素替代疗法。

一般来说，中长期系统疗法耐受度不高或疗效不佳。但如果患者仍期望治疗，尝试应用：

普萘洛尔10mg，口服，每日2次或必要时服用。

如患者对普萘洛尔反应不佳，且仍要求治疗，则应用：

可乐定25～50μg，口服，每日2次。

面红症为阶段性发生，故一般需要4～6周时间评估患者的治疗效果。

18.3 口周皮炎

口周皮炎主要发生于20～50岁的女性患者，也可见于儿童和青少年。皮损常为丘疹性损害，有时为脓疱性损害。最常见于下颏、鼻侧部和下眼睑，可能局限于单侧面部。与异位性皮炎不同，口周皮炎围绕口周留有清晰的边缘。

任一强度的皮质类固醇激素外用药均可导致口周皮炎，即使在使用数月或数年而未见不良反应的情况下也可引发。化妆品和面霜所产生的封包效应可能是原因之一。有时也可为特发性。如果可以辨别并去除诱发因素，且患者并不关注其皮损，可能无需治疗。

由皮质类固醇激素局部应用而引发的口周皮炎，必须停用皮质类固醇激素。尽可能避免再次应用皮质类固醇激素外用药尤其长时间应用（即超过2周）。告知患者病情可能会持续数周时间。建议使用一种成分简单的润肤剂（见表7-1）以及以冰水浸湿的面巾进行冷湿敷来对症治疗。

若口周皮炎属酒渣鼻病谱范围，如需治疗则系统应用抗生素（利用其抗炎作用），治疗方法同酒渣鼻（见第175页）。

口服抗生素禁忌时，可外用抗生素。但外用治疗不如口服治疗有效且可能刺激皮肤，在疾病反弹期间尤为敏感。应用：

1 0.75%甲硝唑霜或凝胶，外用，每日2次，连用4～6周，直至皮肤恢复正常；

或

2 1%克林霉素洗剂，外用，每日2次，连用4～6周，直至皮肤恢复正常。

第19章
日光性损伤和皮肤癌

19.1 皮肤检查

皮肤检查是对日光性损伤及皮肤癌进行整体的管理（这个建议可以从 *eTG comlete* 打印出来作为参考）。

作为基本设备，你需要有良好的照明和放大设备。对于专业者来说，一个皮肤镜可以增加诊断的准确性。相机对于采取基准照片很有帮助。

对于全科医疗，理想的情况是患者预约一个长时间段的专科问诊。采集全面的病史资料并询问以下相关因素：

• 皮肤癌的危险因素（如过量的紫外线照射、童年时暴晒致日晒伤、家族史、皮肤癌的既往史及其类型、日光浴的使用情况、工作和休闲时的日光暴露时间和避光时间）；

• 可能会影响治疗的因素，如过去或当前的疾病［如慢性淋巴细胞白血病，其他的免疫抑制状态（如器官移植术后）等］、药物（如抗凝血药、免疫抑制剂）；

• 皮损改变、出现新发损害或伴有不适症状的皮损。

让患者脱掉衣服，仅留下内衣。

全面系统地检查整个皮肤表面，包括头皮、手掌、脚掌、指甲和黏膜。拍照备查。恶性病变时常遗漏检查鼻唇沟、耳后和眼睛的内眼角部位。

询问患者是否关注私密部位的皮肤损害，并同意接受检查。

如果患者过去曾接受过皮损的治疗，检查该部位是否复发。当患者曾有侵袭性黑素瘤病史，需触诊全身淋巴结。患者有鳞状细胞癌病史，尤其发生于头颈部位，需触诊局部淋巴结。

讨论：

- 防光保护的重要性。
- 恶性变的预警信号，例如一个皮损出现以下情况：
  - 新发损害并逐渐增大；
  - 出血、疼痛或皮损形态改变。
- 定期自查皮肤。

给患者示教如何有效地进行自我皮肤检查，他们需要：

- 注意目前的痣及皮肤损害的部位和形态表现；
- 不易检查到的皮损（如背部）则寻求他人帮忙查看；
- 每3个月检查1次。

自行给皮损拍照（注明日期）很有帮助。

告知病患间隔多长时间做一次正规的皮肤检查，检查频次取决于其患皮肤癌（包括黑素瘤）的风险水平。评估为低风险的患者仍需定期检查。对黑素瘤患者的指导是：就诊进行全面的皮肤和淋巴结的检查，开始2年内每3个月1次，接下来2年每6个月1次，之后每年检查1次。患有一个或多个鳞状细胞癌的患者，起初应每6个月检查1次，但如果出现更多皮肤癌，此时间间隔就需缩短。

> 告知所有患者，如原有皮损发生改变或可疑损害出现时应立即复查。

告知所有患者，如原有皮损发生改变或有可疑损害出现时应立即复查。

19.2 日光性损伤

19.2.1 日光性损伤的防护

紫外线照射［长波紫外线（UVA）和中波紫外线（UVB）］可引发日晒伤、皮肤光老化、白内障、免疫抑制和皮肤癌等，也可使潜伏病毒被激活、诱发光敏性皮肤病及皮肤癌等。可见光和红外线照射也会引起光损伤和皮肤癌。

嘱患者遵从SunSmart建议[1]，尽量减少皮肤的日光性伤害，即：

- 穿衣；
- 涂防晒霜；
- 戴帽子；
- 寻找避荫处；
- 戴太阳镜。

可以从SunSmart上获得免费下载的小册子作为宣传册提供给患者。[2]

防晒剂中的活性成分通过吸收或反射紫外线辐射而发挥作用。吸收光线的化学性防晒剂主要在紫外线光谱范围内起作用。反射性防晒剂（也称物理防晒剂）对包括可见光在内的整个日光光谱提供保护屏障。广谱防晒剂通常含有一种物理防晒剂（如二氧化钛、氧化锌）及一种UVB和UVA吸收剂。澳大利亚药物管理局（TGA）在2014年发表的一篇综述得出的结论为，现有的证据表明，含二氧化钛和氧化锌纳米微粒的遮光剂不大可能造成危害。

防晒系数（SPF）是通过一种来源于实验室的防光比率用于显示一种防晒剂防护UVB的能力。以其作为防晒剂指导，SPF 30的防晒剂能滤掉96.7%的紫外线辐射，SPF 50滤掉98%。

确保患者理解其需要涂抹厚厚的一层防晒剂并且要定时重复涂抹。有关防晒剂使用的详细讲解，可参见SunSmart。[3]

---

[1] 关于减少皮肤日光性损伤的SunSmart建议见：www.SunSmart.com.au/uv-Sun-protection。

[2] SunSmart患者手册见www.SunSmart.com.au/publications-posters。

[3] 有关防晒剂应用的SunSmart建议见www.SunSmart.com.au/uv-sun-protection/Slop-on-sunscreen。

19.2.2　日晒伤

日晒伤是因紫外线照射（主要是UVB）所产生的一种急性皮肤炎症反应。日晒后2～6h在暴露部位出现疼痛性的红斑。最剧烈的反应一般见于暴晒后24h。病情严重时可出现水疱，伴发热、不适、恶心及呕吐。经4～7天皮损脱屑而逐渐消退。

日晒伤的治疗与灼伤的治疗方法相同，即支持疗法，充分镇痛。冷敷和润肤剂可以缓解症状。口服及外用皮质类固醇激素治疗无效。

皮肤药疹（如光毒性、光敏性药疹，见表4-1）可被误诊为日晒伤。无明显原因易于发生日晒伤者（尤其儿童）应注意是否有潜在光敏感性疾病的可能（如毒品相关性、遗传性、自身免疫性疾病）。

19.2.3　日光性角化症

日光性角化症（日斑，Sunspots）表现为红斑鳞屑性损害，易发生于暴露部位〔如手背、前臂、面部以及（男性脱发者）头皮部位〕。皮损大小不一（直径2～20mm），且常多发（部位不一）。一般无自觉症状，有时可有针刺样感。

日光性角化病亦可表现为萎缩、肥厚、色素性或苔藓样变。可类似浅表基底细胞癌样表现。肥厚性日光性角化病可以类于鳞状细胞癌。偶见日光性角化病发展为皮角。

日光性角化病是由于表皮内角质形成细胞发育不良而引起。单一病灶恶性变的风险低。然而，多发的日光性角化提示存在日光性损伤，其本身是皮肤癌的一个危险因素。建议进行常规的皮肤检查。

皮损可自愈，尤其当患者有意识地进行避光保护时更为如此。除非因美观原因或皮损有刺激感，否则无需治疗。

许多治疗方法可用于日光性角化病，选择哪种方案取决于几个因素［如病变的部位和程度；患者的年龄、合并症（尤其免疫抑制状态）；治疗费用等］。

一线治疗通常采用液氮冷冻治疗（见下文），且对多数患者具有很好的疗效。

> 液氮冷冻治疗通常为日光性角化病的一线治疗方法，且具有良好疗效。

对于某些特定皮损（如较大的肥厚性角化症、皮角等），刮除术或削除术疗效很好。

皮损多发或不能耐受反复冷冻治疗者，则需转诊至专科。另外还可考虑局部外用药物治疗（见第186页）。

对于泛发性皮损，专科治疗方法包括皮损处外用药物治疗、光动力疗法、以阿维A做维A酸类药物预防治疗，以及皮肤磨削术。

当怀疑有恶变可能时，进行组织病理学检查。

如果日光性角化病冷冻后复发，考虑进行活检和/或转诊专科，以排除皮肤癌的可能。

19.2.3.1 冷冻治疗

液氮冷冻治疗法用于治疗躯干部（而非面部）的日光性角化病、病毒疣、小的脂溢性角化病、浅表

> 尚未排除恶性可能时，禁用冷冻治疗。

型基底细胞癌。避免液氮长时间持续性作用于小腿部位，因该部位不易愈合。尚未排除恶性可能时，禁用冷冻治疗。

液态氮是首选制冷剂，采用棉签或喷雾装置。曝露于液氮的时间根据病变不同而变化（如日光性角化病：约5s；病毒疣：见第106页；脂溢性角化病：10～15s；浅表型基底细胞癌：20s的2次冻融）。提醒患者治疗后可能有炎症反应。框19-1提供给了者阅读的有关液氮冷冻治疗后注意事项（此建议可以从 *eTG complete* 中打印出来作为给患者的阅读资料）。

冷冻治疗恢复后通常美观性良好，但需提醒患者（尤其肤色深者）有色素沉着（常为暂时性）和色素减退（常为永久性）的风险。

框19-1 液氮冷冻治疗后注意事项

液氮冷冻治疗用于治疗一系列的皮肤损害（如病毒疣、脂溢性角化、日光性角化病及某些非黑素瘤性皮肤恶性肿瘤）的治疗。快速冰冻皮肤组织，产生浅表性灼伤从而导致皮肤损害的破坏。

治疗后第1天

治疗部位红肿反应，可发生水疱，有时为血疱。水疱最好不处理，但若出现不适感或进一步增大，则可用无菌针头刺破。

治疗后第2～3天

在这一阶段，治疗部位会出现渗出性反应。若轻度渗出，将其暴露——可安全地以肥皂和水清洗患处。如果渗出严重，则需以敷料覆盖或者外用抗菌剂，每日2次。

治疗后第3～4天

治疗部位停止渗出，痂形成。痂可在局部持续存在达1周时间，其后愈合而不留痕迹。偶有治疗部位痊愈后出现脱色或颜色加深，持续时间常短暂，但也可持久不退。

19.2.3.2 局部外用药物治疗

皮损多发或不能耐受反复冷冻治疗者，可以考虑局部外用药物治疗。若病情适合，应用：

    ┃ 5%氟尿嘧啶乳膏，外用，每日1次或2次，面部连用2～4周，臂部和腿部连用3～6周；

    或

    ┃ 5%咪喹莫特乳膏，外用，每周3次，晚间使用，治疗3～4周。晨起以温和的肥皂及清水冲洗用药部位。治疗结束后4周复查。如果仍有皮损不退，只需重复治疗1次；

    或

    ┃ 0.015%英吉丁酯凝胶，外用于面部或头皮，每日1次，连用3天；

或

1 0.05%英吉丁酯凝胶，外用于躯干或四肢，每日1次，连用2天。

提醒患者—这些外用治疗药物会引发严重的炎症反应，可持续达数周时间，并使用患者信息手册向患者展示可能出现的红斑反应。患者可能需要请假。氟尿嘧啶因较好的性价比而成为最常应用的药物，但可引发刺激及长达几周的持续性炎症反应。英吉丁酯在24～48h内可引发显著的红斑和水疱，但约需7天皮肤才会愈合。

如果局部治疗无效，转诊专科。

19.3　脂溢性角化症

脂溢性角化症常表现为境界清楚的良性色素性疣状损害，全身任何部位均可发生。30～40岁开始出现，随年龄增长数量增多，在50岁以上的人群中是最常见的皮肤色素性疾病。

临床上，扁平皮损（尤其是在面部或四肢）有时与恶性雀斑样痣（见第196页）难以鉴别。有时因发炎而增大并伴瘙痒感。此现象可能在自然消退前发生。

大多数的脂溢性角化症无需治疗。无法确诊的病例需切除行组织病理学检查。损毁性治疗［如冷冻治疗（见第185页），剥脱性激光等］只用于以美观为目的或皮损受到刺激或反复受到创伤的皮损。很少需要外科手术切除。

19.4　雀斑样痣

单纯性雀斑样痣多表现为褐色至黑色斑疹，一般直径小于5mm。其可发生于包括黏膜（如唇、口内、外阴）在内全身皮肤任一部位，无需治疗。如果患者有多个和/或发疹性雀斑样痣，则需转诊专科考虑是否为遗传性综合征。

日光性雀斑样痣常见于暴露部位。过度累积的紫外线暴露史很常见，包括日晒伤、日光浴和光疗。病变面积大且常多发，随年龄增长而增多。如果基于美观目的，转诊专科行激光或冷冻治疗。褪色剂无效。

19.5 黑素细胞痣

黑素细胞痣是黑素细胞在皮肤或黏膜部位局限性增殖的一种良性肿瘤。大多数在童年和成年期发生，也可在出生时即存在（见第153页）。黑素细胞痣的数量与童年期日光照射及居住地的纬度相关——一个白皮肤的澳大利亚人平均有50～100个皮损。

多数痣初发时为斑片状损害。然而，随年龄增长而逐渐隆起，色素亦常逐渐减少。交界痣通常是平的褐色至黑色的损害，而皮内痣（成年人中最常见的类型）是轻度色素性或正常皮色的圆顶状丘疹。复合痣表现为交界痣和皮内痣的双重特点，且表现为隆起的色素性损害。皮肤类型会影响其外观，深色皮肤的人拥有更密集的色素痣。

晕痣为色素痣周围绕以脱色斑。其由损害退化引起。虽然此症几乎都是良性病变，但恶性黑素瘤周围也可出现脱色性晕轮。对伴有周围晕轮的色素性病灶进行判断时，需聚焦于病灶而非晕轮。

单发的黑素细胞痣，恶性变的潜在可能性非常低，但存在大量痣则是发生恶性黑素瘤的高发危险因素。恶性黑素瘤多数都是直接形成，因此不提倡对良性痣进行预防性切除。

痣很少需要治疗，并且不适于激光治疗。如果怀疑恶性黑素瘤，切除整个痣及其周围2mm的边缘，而非取部分组织做活检。如果为良性痣，患者因美观要求或皮损受到刺激时良性痣也可予以切

> 如果怀疑恶性黑素瘤，切除整个痣及其周围2mm的边缘。

除。对于圆顶状皮内痣常用的方法为削除术去除，但约20%的病例复发。创伤性的及复发的痣从临床到病理有时与恶性黑素瘤类似，送检病理此类标本时，必须告知病理医师。

19.5.1 发育不良痣

组织学上，黑素细胞痣的一个亚型被称为发育不良（不典型）痣。

损害为良性，典型表现为：

- 比普通黑素细胞痣要大；
- 斑疹及隆起的损害混合存在；
- 边界不规则且有污迹；
- 色泽不均（杂有褐色及粉红色）。

即使同一患者，皮损表现也有很大变化。损害好发于躯干，也可见于其他部位。青春期前少见，可终生持续出现新损害。

发育不良痣可能恶变，但大多数不会发生。在某一损害中随机出现的细胞不典型性并不意味会发展为黑素瘤。然而，存在多发性损害者，皮肤其他部位发生恶性黑素瘤的危险性会增加。

需活检以排除黑素瘤或原位黑素瘤的指征列于框19-2。切除至皮损边缘2mm。如果损害被完全切除，病理显示为发育不良痣，则无需进一步治疗。如果未完全切除且显示为发育不良痣，需再次切除以去除残余部分。

多发的发育不良痣患者必须定期进行皮肤检查，检查频次取决于不同个体发生黑素瘤的其他危险因素（见第194页）。现行的商业化连续成像系统和皮肤镜检查并不能替代由经验丰富医师所做的定期临床检查。

19.6 皮肤癌

19.6.1 基底细胞癌

基底细胞癌（BCC）是来源于表皮基底细胞层的一种生

长缓慢的表皮肿瘤。此病是最为常见的皮肤恶性肿瘤。大多数损害（50%）发生于头颈部，躯干上部约占30%，其余发生于四肢。BCC发生转移罕见，但损害不经治疗可引起局部范围较大的破坏。

BCC可表现为：

· 珍珠状丘疹（结节型BCC）；

· 红斑鳞屑性斑片或斑块（浅表型BCC）；

· 结痂或侵蚀性溃疡（溃疡型BCC）；

· 浸润性瘢痕样斑块（硬斑病型BCC）。

偶有类似恶性黑素瘤表现的色素性皮损。当皮肤有显著日光损伤时，可能使恶性肿瘤（包括黑素瘤）难以被发现。

组织活检对BCC及其亚型可做出明确诊断。

19.6.1.1　针对除浅表型BCC以外亚型的初始治疗

大多数BCC（除浅表型以外）的一线治疗是外科手术切

> 大多数基底细胞癌的一线治疗是外科手术切除。

除。根据肿瘤的部位、大小及其亚型，可能需要转诊专科或行Mohs显微外科手术治疗。

切口一般距皮损边缘3 ~ 4mm，但对于大面积、复发性损害或浸润性（微小结节型或硬斑病型）损害，切缘可以扩大。

19.6.1.2　浅表型BCC的治疗

躯干部位边界清楚的浅表型BCC可以采用液氮冷治疗法。只适用于原发病灶，复发者则与其他亚型一样应予以切除（见上文）。以肿瘤剂量的冻融循环（20s的双倍冻融循环）通常会引起相当大的水疱，其后形成色素减退性瘢痕——需告知患者痊愈时间（大约2周）和术后注意事项（见第186页）。

浅表型BCC的替代疗法是外用咪喹莫特。应用：

5%咪喹莫特乳膏，每周5次，晚间应用，连续治疗6周。

晨起以温和的皂液和清水清洗涂抹部位。

刮除术和电灼术适用于躯干及四肢近端边界清楚的相对较浅表的BCC，不适用于有侵袭性病理表现或复发性肿瘤患者。此疗法对技术要求较高，不仅需要操作技能，而且需要掌握如何选择适合此治疗方法的患者及肿瘤。

如认为条件适宜，可转诊至专科行光动力疗法——对于慎重筛选的浅表型BCC患者是有效的疗法，通常耐受性良好，术后美容效果亦优于手术疗法。

19.6.1.3 需转诊治疗的BCC

以下情况考虑早期转诊而非直接切除：

- 老年人且伴多种疾病；
- 外科手术可能造成很大破坏（如眼睑周围的皮损）；
- 外科手术为禁忌证。

可考虑放射治疗。放射治疗亦可作为侵袭性肿瘤尤其是有神经周围侵袭的一种适宜的辅助治疗方法。需要多个分阶剂量（如每周3天，持续3～4周以上）。

Mohs显微外科手术最适合应用于以下情况：

- 浸润性生长者（硬斑病型或结节型）；
- 难以定型，故肿瘤的范围临床上难以判断；
- 需组织保护的部位（如鼻部、眼睑及眼睛周围、颜面中央等部位）。

Mohs显微外科手术是在创面未缝合前肿瘤彻底清除与否经由病理来确定，其治愈率可高达98%。

19.6.2 鳞状细胞癌（SCC）

SCC位居澳大利亚最常见皮肤恶性肿瘤的第二位。其临床表现为鳞状增殖性硬结性损害，可突然出现并迅速增长，或经数周至数月缓慢生长。好发于曾日光暴晒部位的皮肤（如头颈部、手背、四肢、躯干上部等）。

组织活检可明确诊断。

日光暴露部位的原发性SCC有高达5%的概率发生转移，发生于外耳或唇部的皮损转移的危险性更大，外耳9%，唇部14%。于瘢痕部位或非暴光部位SCC发生扩散的风险是38%。慢性淋巴细胞性白血病患者的SCC更具侵袭性。长期服用免疫抑制药的患者罹患原发性SCC并发生转移的危险性增加，需转诊专科，可能适合应用阿维A作为预防性药物治疗。

SCC较BCC生长迅速，应尽快给予治疗。

治疗选择手术切除，切缘距肿瘤3～5mm。

当适宜放射治疗时需转诊，当手术合并以下情况时放射治疗可用于原发性肿瘤的治疗：

- 手术可能形成严重瘢痕者；
- 不适合手术治疗者（如老年或体虚患者）。

发生转移危险性较高的原发性SCC切除后建议辅助放射治疗，以下情况切除后亦建议放射治疗：

- 组织病理学检查显示有神经周围侵袭、淋巴血管浸润或组织浸润深度＞4mm；
- 损害复发；
- 损害有阳性边缘（即未彻底切除干净）。

转移性SCC必须由多学科专家团队进行治疗。首选手术切除，可以结合或不结合放射治疗。

对原发性SCC患者在肿瘤切除后要进行6个月1次，至少2年的随访观察。每次复查时都应进行仔细检查以发现是否存在二次肿瘤病变（如区域淋巴结）。仅在临床检查提示有转移征象时才有影像学、生化和血液学筛查的指征。

19.6.2.1 鲍恩病

鲍恩病是皮肤原位SCC。表现为缓慢生长的红斑鳞屑性斑块，损害边界清楚，可能误诊为银屑病或皮炎。一般无自觉症状，有时可出现溃疡。可发生于全身皮肤任一部位，但曝光部位更为常见，尤其多见于小腿。生殖器［女性：外阴上皮内瘤变；男性：阴茎上皮内瘤变（又名阴茎鲍恩病或Queyrat红斑增生病）］和甲下病变与HPV感染密切相关。一般而言，未经治疗的损害进展至侵袭性肿瘤的危险率为3%～8%。而未经治疗的生殖器损害此危险性更大。

可由环钻活检或刮取活检而确诊。对于较大损害（尤其增殖性损害或疣状损害），应留意有取材失误及未取到侵袭部位的可能。

（1）治疗

大多数情况下，全科医师应将患者转诊给专科医师以寻求有效治疗（如光动力疗法）。局部光动力疗法尤其适用于皮肤愈合能力不佳的部位（如老年人的小腿部位）。物理消融治疗（如冷冻、刮除、电灼、激光治疗等）则应慎用于这些部位。不正确地外用氟尿嘧啶治疗可导致溃疡形成及延迟愈合。活检结果对治疗选择有指导意义，如果肿瘤已向下侵袭至毛囊，则局部治疗无效，需行手术治疗。

若全科初始给予局部治疗，应用：

ı 5%氟尿嘧啶乳膏，外用，每日1次，连续应用3～4周。如果皮肤愈合后损害未完全消退，重复以上疗程1次；或

ı 5%咪喹莫特乳膏，外用，每周5次，晚间应用，最长连续6周。晨起以温和的皂液和清水清洗涂抹部位。

如果局部治疗无效或损害复发，则转诊专科。对于面积较小、边界清楚的皮损手术切除是一种治疗选择。Mohs显微外科手术疗法已用于需进行组织保护部位的损害（如手指、足趾、生殖器等部位）。

上述所有疗法都可产生较好疗效，但此病至少有5%～

10%的复发率。治疗失败的常见原因包括：损害边缘不清，侵犯到毛囊（如头皮部位的毛囊）以及未发现已有浸润生长等情况。

19.6.2.2　角化棘皮瘤

角化棘皮瘤是一种良性的鳞状增生性损害，可突然出现并迅速增长，与SCC发病部位相同。通常经数周至数月表现为一较大结节中央伴有角栓。治疗方法为外科手术切除。

19.6.3　恶性黑素瘤

恶性黑素瘤是来源于黑素细胞的恶性肿瘤，常发生于皮肤。有时也原发于其他器官（如眼、生殖器、口腔黏膜、直肠）。最常见发病部位是女性腿部及男性背部（非经常日光照射部位）。

澳大利亚是世界上恶性黑素瘤发病率最高的国家，是导致青壮年人发病率和死亡率的主要原因。

主要的危险因素是：
- 多发的寻常黑素细胞痣；
- 发育不良痣综合征；
- 恶性黑素瘤家族史；
- 儿童或青春期伴水疱形成的日晒伤；
- 有恶性黑素瘤病史或非恶性黑素瘤皮肤癌病史；
- 肤色白皙者、有日晒伤倾向；
- 日光损伤史；
- 免疫缺陷状态。

恶性黑素瘤常因患者或其配偶发现一个新发损害或原皮损形态发生变化时而辨别出来。

借助充足的光源和皮肤镜的放大作用进行全身皮肤检查有助于早期发现（见第181页）。

提示可能为恶性黑素瘤的体征列于框19-2。

　　ABCDE 规则是一个有价值的诊断方法（见框 19-3）。对于数量虽少但有意义的损害，仅从临床无法确诊。皮损变化情况可能成为诊断的唯一线索。

> **框 19-3　诊断恶性黑素瘤的 ABCDE 规则**
>
> A：形状不对称：一半与另一半不同。
>
> B：边界：常不规则。
>
> C：颜色：同一损害颜色不一，而黑素减退性损害则色素几无或完全缺如。
>
> D：直径：大于 6mm。有时小于 6mm 亦可诊断——直径增大比皮损大小更为重要。
>
> E：进展：发生变化或有演变。

19.6.3.1　恶性黑素瘤的种类

　　浅表播散型黑素瘤是恶性黑素瘤中最常见的类型，常表现为不规则色素性斑疹或斑块。皮肤镜下的典型表现是各种色调、架构异常、放射流、分叉状条纹、伪足、周边黑点以及蓝白结构。

　　结节型黑素瘤是一种侵袭性生长、恶性度较高的黑素瘤，可经几周而迅速生长伴溃疡形成。颜色不一，从黑色到红色，大约有 50% 为黑素减退性损害。经常与 ABCDE 法则（见框 19-3）不符。而使用易于记忆的 EFG 法则（即隆起、硬固、生长）更为适宜。有蒂的皮损罕见，形态可能类似于化脓性肉芽肿或基底细胞癌。

肢端雀斑样痣型黑素瘤是肤色较暗者最常见的类型，发生于掌跖或甲床。皮损在其晚期明确诊断时往往已较大。

恶性雀斑样痣多发生于曾有严重日光损伤的皮肤。多侵犯老年人，有时亦发生于小于40岁的成年人。它是一种原位黑素瘤，在呈侵袭性生长之前维持期通常较长且不可预测。患者经常在多年之后才注意到面部这些形状不规则的褐黑色斑疹。因此即使损害只局限于表皮，患者就诊时面积可能已很广泛。需行病理检查与其他面部色素性损害鉴别，并用于检测侵袭性黑素瘤（恶性雀斑样痣性黑素瘤）。皮肤镜检查可能的表现是环状-颗粒状模式，不对称的色素性囊泡样开口和偏菱形结构。侵袭性恶性黑素瘤可能在无法预测的情况下出现，故恶性雀斑样痣建议积极治疗。

结缔组织增生型黑素瘤为一种罕见的侵袭性恶性黑素瘤。通常皮损不易察觉，有时呈瘢痕样改变。常无色素。可能伴发恶性雀斑样痣。

19.6.3.2　恶性黑素瘤的治疗

从临床表现上不能排除恶性黑素瘤可能时，将疑似色素性皮损手术切除，或转诊给专科医师治疗。初始切除为诊断性目的，用于确诊或排除恶性黑素瘤。需告知患者恶性黑素瘤经病理检查证实后即应采取广泛的根治性局部切除治疗。初始切除需至皮损边缘2mm，深度需达到脂肪层。部分活检术可能未反映出整个损害的情况。只有在彻底切除非常困难（如颜面部一个大的色素性损害）时才以环钻孔、削取或切开活检术做病理检查。

如果恶性黑素瘤诊断明确，而初始切除未将皮损完全切除，应尽早行广泛的局部切除术。理想的情况是，初始切除时全部皮损已切除掉，而局部广泛切除术应在4周内进行。

根治性局部广泛切除的范围主要取决于肿瘤的厚度。其他决定因素还包括病变部位、患者情况（如年龄、其他疾病、免疫抑制状态等）、肿瘤类型以及病理特点等。表19-1为2008年澳大利亚指南中对切除范围的建议。切除深度应尽可能等同于其侧切缘，但不超过深筋膜层。

在进行根治性广泛切除之前，将患者转诊给专门做黑素瘤治疗的多学科专家团队可能是适合的。前哨淋巴结取材存在争议，其至多也就提供些预后的信息。恶性黑素瘤的治疗进展很快—已有新的免疫疗法和化学治疗方法可用。

疑有转移时，常转诊至拥有多学科专家的黑素瘤治疗中心或肿瘤科医师。

对于恶性黑素瘤患者，因存在进一步出现新损害并有发生非黑素瘤皮肤癌的风险，故需要终生监测（频次见第182页）。其直系亲属（如第一代亲属）发生恶性黑素瘤的风险4倍于正常人，应每年行皮肤检查，每3个月进行自我检查。

表 19-1　恶性黑素瘤局部广泛切除边缘[①②]

恶性黑素瘤	切除边缘[③④]
原位（肿瘤局限于表皮）	5mm
厚度＜1mm	1cm
厚度 1～4mm	1～2cm
厚度＞4mm	2cm

① Australian Cancer Network Melanoma Guidelines Revision Working Party. Clinical practice guidelines for the management of melanoma in Australia and New Zealand. Cancer Council Australia and Australian Cancer Network, Sydney and New Zealand Guidelines Group. Wellington; 2008.

②如果这些指南出现更新，参见网址：www.cancer.org.au/health professionals/clinical-guide-lines/skin-cancer.html。

③ 临床上切除边缘是从肿瘤的边缘开始测量。

④ 切除深度应尽可能等同于其侧切缘，但不超过深筋膜层。

第20章
出汗异常性疾病

20.1 原发性多汗症

原发性多汗症是内源性排汗过多，通常病程较长。多数是局限性部位的有症状性损害（原发性局限性多汗症），如掌、跖及腋窝，有时在面部，对称分布。可因精神紧张而加重，但相对与温度变化无关，在温暖和寒冷气候下均可发生（通常气候温暖时更为严重）。常于儿童期或青春期发病，但其后症状可自然缓解。人群中发病率为2%～3%。患者可能具有阳性家族史。重型原发性局灶多汗症患者体质虚弱，对其在社会和工作中的生活质量产生影响。

病理性排汗有多种原因，包括发热、慢性感染（如心内膜炎）、内分泌疾病（如甲状腺功能亢进症、糖尿病、嗜铬细胞瘤）、某些神经系统疾病（如帕金森病）、药物（尤其抗抑郁药物）、恶性肿瘤（特别是淋巴瘤）、雷诺现象和创伤（如手术后弗雷综合征、脊髓损伤）。实际上，因其他诱发因素常伴有特异性症状，故常规上仅甲状腺功能亢进症需要排除。当出汗在夜间睡眠时出现，或者与原发性局限性多汗症表现不一致时（即出汗方式、典型发病年龄、分布等），则需考虑以上所有的原因。

20.1.1 治疗

原发性局限性多汗症的一线治疗是使用止汗剂，单纯的止汗剂可使症状减轻6～12h，尤其适用于腋下，亦可用于掌跖部位。应用：

1　含水合氯化铝的止汗喷雾剂或滚涂装置，于每天早晨外用；

或

2 20%六水合氯化铝溶液，损害部位干燥后，每晚外用。

20%六水合氯化铝溶液比水合氯化铝（可以买到的OTC抗出汗药物）更为有效，但刺激性更强，潮湿皮肤应用时尤为如此。

如果止汗药物无效，掌跖部位可尝试应用自来水电离子导入装置。安装起搏器或其他植入性电动装置或有重要的金属植入物者不能应用电离子导入治疗。电离子导入疗法使出汗减少的机制尚不清楚。手足放在一浸湿的垫子上15～20min。电池产生低电流刺激离子移动，穿过皮肤屏障到达对侧电极。家用离子导入仪价格昂贵，患者首选在皮肤专科诊所做实验性治疗，如果可行，可以自行购买。自来水电离子导入疗法开始时每天进行，随时间推移，单次治疗疗效可维持1～2周。

外用止汗剂无效的其他情况，应转诊专科处理。可能的治疗选择包括抗胆碱药（如甘罗溴铵）的离子导入，口服抗胆碱药（如普鲁本辛、奥昔布宁）或用A型肉毒毒素腋下局部注射。❶该法能产生长达6个月的完全或近乎完全的腋下无汗。手掌多汗症所有治疗方法均无效时，专科可考虑行交感神经切除术。

20.2 腋臭症

患者可能因关注到腋臭而就诊（难闻的体味，其中包括汗液），某些患者的异味与他们天生的体味相关（即信息素与局部定植的细菌间的相互作用）或者是受食物和饮料（如大

---

❶ 由注册皮肤科医师给严重的原发性腋部多汗症患者进行A型肉毒毒素注射时有资格获取政府补贴。

蒜、酒精等）的影响。嘱患者每日清洗，去除腋毛，规律使用除味剂。如果这些方法不能奏效，就诊专科。

鲜有由代谢性疾病引发难闻体味者（如三甲基胺尿症可产生一种鱼腥味）

20.3 痱子

汗腺阻塞可致痱子（粟粒疹，miliaria），表现为躯干部瘙痒性丘疹样，有时为水疱样皮疹，临床表现随阻塞部位而不同。

晶状粟粒疹由汗液潴留于角质层而引起，通常伴有发热和大量出汗。红色粟粒疹（热痱子）是汗液潴留于表皮内，常在酷热及潮湿气候下发生——某些人有易感体质，婴儿尤为易感，常见葡萄球菌感染。深部粟粒疹是由汗腺导管在真皮-表皮交界处阻塞并破裂所致，常见于反复发生红色粟粒疹的患者。

有效的治疗措施是防止出汗，去除塑料性床垫或床垫罩，使用羊皮衬垫和棉质床单。穿轻薄透气的衣服并使用空调。外用炉甘石洗液可缓解症状。若持续出汗，病情可能反复发作（每次发作持续数日）持续数月直至适应新的气候环境为止。皮损严重者，为减轻症状，可局部应用皮质类固醇激素治疗。

20.4 Grover病

Grover病（暂时性或持久性棘层松解性皮病）好发于中老年高加索男性，但亦可发生于同年龄段女性。其表现为瘙痒性丘疱疹，好发于躯干部非暴露部位。病理表现为棘层松解（表皮裂隙）。皮损经数月而自然缓解，亦可持续数年。

Grover病的病因不清，与出汗可能有一定关系，潮湿气候下或冬季穿过厚衣物，亦或住院期间发热、长期卧床者易于发生。其他可能的致病因素包括日光照射及干燥症（皮肤干燥）。

本病治疗困难。采用实用性治疗方法以避免过热及尽量减少出汗。皮肤干燥者使用润肤剂（见第52页）。外用中效皮质类固醇激素对症治疗。应用：

1 0.02%戊酸倍他米松乳膏，外用，每日2次，连用2～6周；

或

1 0.02%曲安奈德乳膏，外用，每日2次，连用2～6周。

如果皮损持续不退，转诊专科。专科可能采用包括窄谱中波紫外线光疗及维A酸类药物（如阿维A）治疗。

如果住院患者发生此病，予以皮质类固醇激素外用药治疗，方法同上。保持凉爽并按痱子的治疗方法将出汗可能减至最低（见第200页）。

20.5 化脓性汗腺炎

化脓性汗腺炎（反常性痤疮）仅发生于顶泌汗腺部位，认为与汗腺阻塞有关。此病较为常见，青春期前后或青壮年时开始发病。常易误诊为感染性的疖病。尽管损害常表现为较大的炎性囊肿伴有脓性排出物，但拭子检查常呈阴性或者仅显示为共生菌（其中的某些菌群尤其米勒链球菌，可能在发病中起一定作用）。

多数患者为慢性病程（如持续数年）且治疗困难。某些人病情较轻，间断性发作，出现类似毛囊炎或小的疖样损害，每次持续数月，这样的患者可能不伴皮肤损害。其他患者则可能偶有较为严重的发作。严重病例特征性损害为多发的黑头粉刺、反复出现脓肿、瘢痕及窦道形成，分布于腋窝、腹股沟、臀部和乳房下。

患者具有易感基因，可能有家族史。可独立发生，也可为毛囊闭锁三联征的一部分（伴躯干部重型囊肿性痤疮、骶尾部窦道形成及头皮切割性蜂窝织炎）。

20.5.1 治疗

控制此病的一般性措施为：

· 穿宽松衣物；

· 戒烟；

· 健康饮食，适当情况下减轻体重。

轻度病例，外用抗生素即可（如克林霉素）。口服药物治疗亦为适宜方法，包括长时间口服抗生素（最常应用的是一种四环素类药物），因其抗炎效应而为有效的治疗药物。作为替代抗生素的疗法，女性患者可口服抗雄激素性复合口服避孕药或抗雄激素药螺内酯。

脓肿形成时，需切开引流即刻缓解症状。但瘢痕形成风险增加，也并不能控制进一步的损害发生。

药物治疗持续最长达6个月，如损害无缓解需转诊专科进行治疗。其他的治疗方法包括皮损内注射皮质类固醇激素治疗，长期联合抗生素治疗，口服维A酸类药物（异维A酸和阿维A）治疗以及生物治疗（如英夫利昔单抗）。通常需多种治疗方法联合。

20.5.1.1 局部抗生素治疗

对于轻度化脓性汗腺炎患者，建议洗浴时局部应用抗菌剂治疗（如5%过氧苯甲酰清洗液、抗菌皂）

外用克林霉素。应用：

1%克林霉素洗剂，外用，每日2次直至病情活动性减退，或病情复发时用至3个月。

20.5.1.2 口服抗生素治疗

若以口服抗生素治疗，应用：

1 多西环素50～100mg，口服，每日1次，服用6周后观察疗效；

或（如果多西环素不能耐受）

2 米诺环素50～100mg，口服，每日1次，服用6周后观察疗效。

如果四环素类药不能耐受或存在禁忌证（如妊娠期），应用：

1 红霉素250～500mg，口服，每日2次，服用6周后观察疗效；

或

1 红霉素（环酯红霉素）400～800mg，口服，每日2次，服用6周后观察疗效。

对于体重偏小的患者口服抗生素的起始剂量应降低一些，或监测其耐受性。

对长期服用米诺环素治疗的患者应每年进行一次肝脏生化检测。

如果治疗6周后仍未奏效，转诊专科进行治疗。

20.5.1.3 复合口服避孕药治疗

含环丙孕酮的复合口服避孕药是最有可能改善女性化脓性汗腺炎的治疗药物。应用：

炔雌醇35μg＋环丙孕酮2mg，口服，每日1次，在一个28天的月经周期的第1天服用至21天。❶

如果含环丙孕酮的复合口服避孕药不能耐受（如出现体重增加、情绪方面的不良反应等），改换为一种含屈螺酮、去

---

❶ 在撰写本书时不在药物福利计划（PBS）之内，最新信息参见PBS网站（www.pbs.gov.au）。

氧孕烯或孕二烯酮的复合口服避孕药，用法：

　　1　炔雌醇30μg+去氧孕烯150μg，口服，每日1次，在一个28天月经周期的第1天服用至21天；**❶**

　　或

　　1　炔雌醇30μg+屈螺酮3mg，口服，每日1次，在一个28天月经周期的第1天服用至21天；**❶**

　　或

　　1　炔雌醇30μg+孕二烯酮75μg，口服，每日1次，在一个28天的月经周期的第1天服用至21天。**❶**

　　如果复合口服避孕药治疗6个月不能充分奏效，转专科予以治疗。

20.5.1.4　螺内酯治疗

　　对于女性化脓性汗腺炎患者，螺内酯是除口服抗生素以外的另一种用药选择。妊娠期禁用此药，因其有导致男性胎儿男性化缺陷的风险。在开始治疗前要排除妊娠的可能性，并且在治疗期间确保有效避孕。在计划受孕、疑似怀孕或确认已孕时需停止用药。

> 妊娠期禁用螺内酯。

　　螺内酯的不良反应包括月经不规律（复合口服避孕药予以可靠的避孕以减少此不良反应的发生）、卵泡期出血、乳房触痛或结块等。用法：

　　螺内酯25～50mg，口服，每日1次，耐受后逐渐增加剂量至50～100mg，每日1次，服用6个月后观察疗效。

　　对于所有女性患者，在服用此药之前需要进行血压、肾功能和肝脏的生化检测，之后每6个月检测1次。年长一些的

---

❶　在撰写本书时不在药物福利计划（PBS）之内，最新信息参见PBS网站（www.pbs.gov.au）。

患者如有临床指征，检测频率可能需要更频繁一些。

对于年轻女性，螺内酯的耐受性更好，但初始治疗时可能会观察到多尿和体位性低血压。

对于年老患者，如果有肾损害或正服用血管紧张素转换酶抑制药或血管紧张素Ⅱ受体阻滞药，应慎用螺内酯。嘱年长女性患者服用此药期间不要服用补钾药物。

如果应用此药6个月仍疗效不佳，转专科予以治疗。

第21章
荨麻疹和血管性水肿

21.1 荨麻疹

荨麻疹是以大小不等的短暂性红斑性损害、通常伴有水肿为特征。可能同时并存较深在的皮下组织的水肿（血管性水肿，见第210页）。病变持续时间从数分钟至24h不等。浅在性水肿易致瘙痒，深在性水肿则可能伴疼痛感。仅凭借临床表现很少能明确病因。

荨麻疹可急性起病并伴有全身性过敏反应。[1]损害持续超过6周，即考虑为慢性荨麻疹。

荨麻疹样皮损或皮下组织肿胀也常见于药疹、多形红斑和结节性红斑，但病变非暂时性。

参见荨麻疹性血管炎（第46页）。

21.1.1 急性和慢性荨麻疹

21.1.1.1 病因

急性荨麻疹最常见的原因是感染（病毒性上呼吸道感染最常见）、药物过敏（如抗生素、非甾体抗炎药等）或IgE介导的食物反应。偶有接触某些物品（如乳胶手套、某些食物、动物唾液等）导致荨麻疹的发生（接触性荨麻疹），并且去除这些致病因素后皮损消退。如果荨麻疹合并呼吸道、胃肠道或心血管症状，考虑是全身性过敏反应。[1]

多数情况下，慢性荨麻疹难以发现病因，可能与慢性感

---

[1] 参见给卫生技术人员的Australian Prescriber挂图中有关全身性过敏症的急诊处置（http://127.0.0.1:39916/austprescanaphylaxis.pdf）。

染、结缔组织疾病、自身免疫性疾病或自身反应性相关（即针对IgE受体成分产生IgG抗体）。采集全面的病史和体格检查必不可少，但除非疑有某种特殊原因，否则不推荐进行实验室检查和过敏试验。慢性荨麻疹患者可受益于最大限度地减少加重病情的药物（如阿司匹林、非甾体抗炎药、阿片类药物等）。对于受益于饮食剔除缺乏论据。

21.1.1.2 治疗

无论急性荨麻疹或慢性荨麻疹，肥大细胞活化伴组胺释放是所有类型荨麻疹的发病基础，因此口服抗组胺药是其主要治疗方法。遵循以下五步法进行治疗。维持治疗直至病情得到很好的控制，然后逐渐停药。提示患者此病可再发，可能需要重启治疗。许多慢性荨麻疹患者12个月后仍有症状，部分患者长达10年。

尽管口服皮质类固醇激素可暂时性缓解急性荨麻疹，但需要较大剂量且停药后易于复发。口服皮质类固醇激素不适用于慢性荨麻疹。

（1）白天服用镇静作用较小的抗组胺药（第一步）

成人及儿童荨麻疹的一线治疗是单一应用一种镇静作用较小的抗组胺药。应用：

1 西替利嗪10mg（成人）口服，每日1次，晨起服用[儿童1～2岁：0.25mg/kg口服，每日2次；2～5岁：每日5mg，口服（可分2次服用）；6～12岁，每日10mg，口服（可分2次服用）]；

或

1 地氯雷他定5mg（儿童6～11个月：1mg；1～5岁：1.25mg；6～11岁：2.5mg），口服，每日1次，晨起服用；

或

1 非索非那定180mg（成人），口服，每日1次，晨起服用（儿童6～23个月：15mg，每日2次；2～11岁：30mg，每日2次）；

或

⒈ 左西替利嗪5mg（成人或12岁以上儿童）口服，每日1次，晨起服用；

或

⒈ 氯雷他定10mg（儿童1～2岁：2.5mg；2～12岁及体重＜30kg：5mg；2～12岁及体重＞30kg：10mg），口服，每日1次，晨起服用。

若初始治疗不奏效，或者服用后白天严重嗜睡者，需改换为上述列举的另一种镇静作用较小的药物，疗效及耐受性会得到改变。因荨麻疹常于傍晚时发作，故12岁以上儿童及成人可能需在下午晚些时加服1次。对于成年患者最高4倍于所推荐的标准剂量亦安全有效，但其对于小儿未被证实。

（2）睡前服用镇静作用的抗组胺药（第二步）

对于年龄较大的儿童及成年患者，如果疾病影响睡眠，白天继续应用镇静作用较小的药物（即第一步治疗），睡前加用一种具有镇静作用的药物。对于小儿则避免使用（尤其未满2岁者），因其可能有相反性激发、致兴奋性、亢进、幻觉以及呼吸抑制的风险。

提醒驾驶及操作重型机器者，晚间所服用的镇静性抗组胺药亦可导致白天时困倦。

应用：

⒈ 赛庚啶4mg（成人），睡前口服，每晚1次；

或

⒈ 右氯苯那敏2mg（儿童7～12岁：1mg），睡前口服，每晚1次；

或

▫ 非尼拉敏45.3mg（儿童5～10岁：22.65mg），睡前口服，每晚1次；

或

▫ 异丙嗪50mg（儿童2～12岁：0.5mg/kg，最大剂量50mg），睡前口服，每晚1次；

或

▫ 异丁嗪10mg（儿童2～12岁：0.1～0.25mg/kg，最大剂量10mg），睡前口服，每晚1次。

（3）睡前服用H_2受体拮抗药（第三步）

如果症状持续不退，成人及儿童患者除继续以上述药物治疗之外，另于睡前加用一种H_2受体拮抗药治疗。应用：

雷尼替丁300mg（儿童6个月～18岁：2～4mg/kg，最大剂量150mg），睡前口服，每晚1次。

儿童患者经上述治疗（第一步到第三步）均告无效，需转诊专科接受治疗（见下述内容）。

（4）多塞平取代一种睡前服用的镇静作用抗组胺药（仅用于成人）（第四步）

成年患者症状持续不退，继续白天服用镇静作用小的抗组胺药（即第一步治疗）及睡前H_2受体拮抗药（第三步），但以多塞平作为替代晚间镇静性抗组胺药应用。即为：

多塞平10mg（仅用于成人），睡前服用，每晚1次。

（5）转诊至专科治疗（第五步）

对于症状仍持续者，应转诊给专科医师（皮肤科医师或免疫科医师），专科医师可能应用白三烯受体拮抗剂、柳氮磺吡啶、环孢素或奥马珠单抗治疗。

21.1.2 物理性荨麻疹

物理因素可使急慢性荨麻疹加重，仅由物理因素刺激而发生荨麻疹较为少见，这种现象称为物理性荨麻疹。其发病机制尚不清楚，对于大多数类型的荨麻疹，组胺是主要致病原因。更多内容参见表21-1。以抗组胺药治疗物理性荨麻疹，治疗方法与急慢性荨麻疹相同（第207页）。

表21-1　物理性荨麻疹

类型[①]	诱发因素	临床表现
皮肤划痕性	轻擦或摩擦皮肤	常见于急慢性荨麻疹，亦可独立出现。无原发皮损的单纯性瘙痒症的常见原因
胆碱能性	锻炼身体时、高温、心理因素或食物	小丘疹伴潮红，发作后出现无反应期
压力性	持久性受压部位（如足、臀部）	迟发，疼痛性皮损，对抗治疗
寒冷性	风吹、冷饮、在冷水中游泳、系统疾病（如冷球蛋白血症）	重症寒冷性荨麻疹患者遇冷可致全身过敏症
水源性	水（任何温度下）	—
日光性	日光（紫外线到可见光）	见于红细胞生成性原卟啉症

① 物理性荨麻疹的最常见类型为皮肤划痕性和胆碱能性，其余类型少见。

21.2　血管性水肿

典型血管性水肿表现为急性皮下组织水肿，可为孤立损害亦可为多发损害。损害经数小时至数天而消退，不伴瘙痒。任何部位均可发生，好发于面部、眼眶周围、唇、舌、声门、手足背及生殖器部位。急性和慢性荨麻疹常伴血管性水肿损害。血管性水肿伴发呼吸道、胃肠道或心血管系统症状时应考虑全身性过敏反应。❶

---

❶ 参见给卫生技术人员的 Australian Prescriber 挂图中有关全身性过敏症的急诊处置。

血管性水肿可尝试抗组胺药治疗（治疗方法同荨麻疹，见第207页），但通常疗效不佳。若抗组胺药无效且患者症状严重，则可改换为口服皮质类固醇激素治疗。应用：

泼尼松（龙）25～50mg，口服，每日1次，服用2～3天。

不伴荨麻疹的血管性水肿发生机制常与伴发荨麻疹时相同——肥大细胞活化伴组胺释放。但前者所包括的两种类型是由缓激肽而非组胺的水平升高而引起：即血管紧张素转换酶抑制药所伴发的血管性水肿及遗传性血管性水肿。

由血管紧张素转换酶抑制药引发的血管性水肿，此过程往往在治疗的第1周内出现（常在首次服用数小时之内发生）。但可于治疗1个月甚或几年之后出现血管性水肿的损害。有特发性血管性水肿病史者禁用血管紧张素转换酶抑制药。此类患者禁止再次服用，因其后的发作往往更为严重。有时会给血管紧张素转换酶抑制药引起血管性水肿的患者处方血管紧张素Ⅱ受体阻滞药——需进行密切监测，因血管性水肿仍可再发。由血管紧张素转换酶抑制药引发血管性水肿的治疗方法同上。

遗传性血管性水肿罕见，由遗传性的一种补体抑制物（C1酯酶抑制剂）缺乏所致。症状常自童年开始，伴疼痛性损害，常于创伤后发生（如手术后或牙科治疗后）。荨麻疹不是其特征性表现。应转诊给免疫科医师治疗。

附录1
外用皮质类固醇激素制剂的制备

附表1-1所列出的是本书撰写期间可于澳大利亚获取的外用皮质类固醇激素制剂。

每种药物功效性分类是基于血管收缩剂的研究结果。在每一功效类别中，药物是以字母顺序排列，而非按功效大小排列。

基于血管收缩作用所做的功效分类并非总是与治疗的有效性相一致。而且一种外用药制备为霜剂不如其软膏有效。

附表1-1　外用皮质类固醇激素制剂

功效	药物	浓度	制剂
弱效	地奈德	0.05%	洗剂
	氢化可的松	0.5%，1%	霜剂，软膏
中效	戊酸倍他米松	0.02%	霜剂
	戊酸倍他米松	0.05%	霜剂，软膏
	丁酸氯倍他松	0.05%	霜剂
	曲安奈德	0.02%	霜剂，软膏
强效	二丙酸倍他米松	0.05%	霜剂，软膏，洗剂
	戊酸倍他米松	0.1%	霜剂，软膏
	醋丙甲泼尼龙	0.1%	霜剂，软膏，油脂性软膏，洗剂
	糠酸莫米松	0.1%	霜剂，软膏，水凝胶，洗剂
超强效	二丙酸倍他米松	0.05%，以最佳基质配制	霜剂，软膏
	丙酸氯倍他索[1][2]	0.05%	霜剂，软膏，洗剂，洗发液

① 丙酸氯倍他索的乳剂、霜剂和软膏在澳大利亚未注册，但通过 Special Access Scheme（www.tga.gov.au/hp/access-sas.htm）也可获得，或者药房制剂获得。只能在专科医师指导下使用。

② 丙酸氯倍他索洗发液在澳大利亚注册为治疗头皮银屑病用药。

附录2
外用药物的使用量

皮肤外用制剂每日1次，共2周的足够用量见附表2-1。

附表2-1　皮肤外用制剂每日1次、共2周的足够用量

身体部位[①]	霜剂或软膏每日1次、共2周的足够用量[②]
头皮	30～60g
面颈部	15g
双上肢	100g
双手部	15～30g
躯干部	100～200g
腹股沟和生殖器部位	15g
双下肢	100～200g

① 全身单次涂药软膏大约需要20g，霜剂30g。
② 上述用量适用于平均体表面积的成人。

附录3
妊娠期及哺乳期用药

妊娠期药物使用

一种药物对胎儿可产生不止一种的有害作用，每种损害取决于胎儿接触药物的时间。

通常认为受精后前2周到完全着床之前的一段时间，胚胎可对抗一切药物的致畸作用，这是因为在此期间胎盘未开始形成，母体与胚胎组织间尚无直接联系。

器官形成期是药物致畸作用的关键时期。大约于受孕后17天开始，60～70天完成。在此时期内（17～70天）服用某些药物会导致胎儿主要的出生缺陷。

一些药物还会在妊娠期第4～6个月及妊娠末期干扰器官系统的功能发育（如神经系统、皮肤系统、心血管系统）而产生严重后果。

有些妇女可能直到胎儿器官形成的早期阶段之后方才意识到自己已怀孕。由于此原因，列入对胎儿危险性最大的一类药物（见澳大利亚妊娠期用药分类中的X类，第217页）禁用于有生育可能的妇女，除非妊娠试验阴性并采取有效的避孕措施。

然而，有生育可能的妇女虽然知道药物危害但仍需长期服用的情况亦有存在。此种情况下，在开始处方该药物且尚未怀孕时期就需要与患者讨论应用该药物所能达到的价值。对于某些疾病，是存在换用其他类别药物的可能的。若服药期间怀孕，失去了与处方医师进行上述早期讨论的机会，则需尽早筛查其所用药物。

下述几点可帮助医师确定是否在妊娠期处方某种特定的

治疗指南·皮肤病分册

药物：

■ **非药物性治疗**：是否有非药物性治疗可寻？是否有效？这种非药物疗法在妊娠期的前3个月内使用是否合理？大多数妊娠期妇女非常喜欢这种类型的治疗，可能存在很高的依从性。

■ **利弊分析**：考虑某种特定药物时，该药物对母亲的潜在性危害和受益是什么？对胎儿的危害是什么？不使用该药物对他们的危害和受益又是什么？

■ **自发性先天性畸形的发生率**：当药物不能避免使用时，适合对非药物所致的自发性畸形的发生率进行讨论。这一点常被低估。在澳大利亚显著先天畸形的发生率占出生活婴的2%～4%，可识别的轻微畸形大约占新生儿的15%。

■ **宣教、记录及交流**：对妇女及其伴侣进行用药利弊的宣教是否记录在患者的病例当中？涉及产科管理的健康专员是否告知？对于现有的胎儿畸形产前筛查，适宜对其有效性及局限性进行讨论。告知妊娠夫妇需考虑到有导致畸形结果的可能。

妊娠后期进行常规检查，包括考虑是否在分娩期间有改变给药剂量的指征以避免诸如呼吸抑制这类新生儿问题的出现。

澳大利亚妊娠期用药分类

附表3-1列出了澳大利亚药物管理局（TGA）对妊娠期妇女皮肤科用药的分类明细，TGA妊娠期用药分类是来自TGA官网中妊娠期处方药数据库（www.tga.gov.au/hp/ medicines-pregnancy.htm）。

妊娠期药物分类系统只适用于推荐的治疗剂量，不能推断分类中的每种药物在如下情况中也是有效的，如：

· 过量；

· 职业性接触；

· 超出推荐剂量的其他情况。

澳大利亚的分类系统与美国FDA的分类不同，妊娠期用药分类不遵循分层结构。

■ 在B1、B2及B3类药中涉及人类的研究数据缺如或不足；

■ B类药的几个亚类是基于动物的研究数据；

■ 归于B类的药物并不表示比C类更安全；

■ D类药物并非绝对禁止在妊娠期使用。

由于考虑到澳大利亚的相关法律，与药物是基于现有的研究数据而合法应用相比，赞助公司在某些情况下会使用更为严格的分类。

对于含有两种或更多活性成分的药物，复合制剂是以妊娠期限制性最高的分类的活性成分为基础进行分类。

A类

指已被大量妊娠期及育龄妇女服用，未证实有致畸概率增加，或尚未发现对胎儿有其他直接或间接有害影响的一类药物。

B1类

只被有限数量的妊娠期及育龄妇女服用，无致畸率增加或尚未发现对人类胎儿产生其他直接或间接有害影响。

动物实验研究未显示有增加胎儿损伤发生的一类药物。

B2类

只被有限数量的妊娠期及育龄妇女服用，无致畸率增加或尚未发现对人类胎儿产生其他直接或间接有害影响。

动物实验研究不足或缺如，现有研究资料显示无胎儿损伤发生率增加的一类药物。

B3类

只被有限数量的妊娠期及育龄妇女服用，无致畸率增加或尚未发现对人类胎儿产生其他直接或间接有害影响。

动物实验研究显示可增加胎儿损伤发生概率，对人类的意义还不清楚的一类药物。

C类 ❶

指药物的药理作用，对人类胎儿或新生儿已经导致或怀疑可能导致有害作用而未引起畸形的一类药物。这些有害作用可能是可逆的，详细内容可查阅专业教科书。

D类

已引起、怀疑由其引起或预期可以导致人类胎儿致畸性增加，或造成胎儿不可逆损伤的一类药物。此类药物也可能有药理学上的不良反应。详细内容可查阅专业教科书。

X类

造成胎儿永久性损伤的危险性很大，而禁止在妊娠期或可能受孕者应用的一类药物。

皮肤科外用药物

外用药可能会引起显著的系统吸收，吸收程度受多种因素影响，例如，用药面积及次数、是否封包、皮肤屏障功能缺乏（如皮炎），以及用药部位，面部、擦烂部位、会阴及黏膜表面药物吸收更强一些。

基于大宗人群的随访研究结果，一般认为在妊娠期任一阶段外用皮质类固醇激素是安全的。尽管如此，外用皮质类固醇激素产品说明书中的妊娠期类别仍不相同，即使同样制剂的不同品牌之间亦如此。在TGA官网（www.tga.gov.au/prescribing-medicines-pregnancy-database）中，妊娠期处方药

---

❶ 澳大利亚和瑞典的药物风险分类中的C类药物是一种药理学作用的分类，与美国FDA的分类不同（后者所指的C类药物是基于动物实验中任一类型的不良反应比B类药物风险性更大）。

数据库中氢化可的松、戊酸倍他米松、二丙酸倍他米松和曲安西龙是A类药物。

哺乳期药物使用

附表3-1列出了哺乳期妇女在治疗皮肤病时所应用的每种药物安全性的建议。

> 除非母亲必须服用的药物对婴儿有显著危险，否则不应停止哺乳。

母乳喂养非常重要，故而主张除非有实际证据显示所服药物对婴儿会造成有害影响，及无其他替代疗法可寻，否则不应停止哺乳。

多数药物在乳汁中分泌量很小，大多数情况是婴儿最终接受的剂量非常低，远低于其所需的治疗剂量，因此，哺乳期几乎没有绝对禁止应用的药物。

多数情况下，药物通过胎盘的效力比进入乳汁当中更强。

在哺乳期考虑处方药物治疗（尤其长期用药）时，下列几点可能有助于决定药物的处方：

■ **对母乳喂养的喜好**：大多数妇女对母乳喂养有强烈偏好

■ **非药物性治疗**：如果这种非药物性治疗可寻并可能有效，即可获许母乳喂养至少至母乳喂养的最大获益期结束为止。

■ **利弊分析**：母乳喂养对于婴儿有显而易见的增加免疫活性的作用（如中耳炎发病率降低）和神经发育的优势（如儿童长大时IQ值可能较高）。母乳喂养对于母亲有生理上的获益，包括较好的子宫复位、更长的延迟排卵和乳腺癌风险降低。

■ **宣教、记录及交流**：与母亲及其伴侣进行的有关利弊的讨论要在病历中作适当记载。对于更换用药，涉及产后管理的健康专员应予以通知。

总之，主要的考虑事项是，除非母亲必须服用的药物对婴儿有显著危险，否则不应停止哺乳。

皮肤科外用药物

多数药物可以外用于乳房，只是注意在哺乳前要将乳头及其周围清洗干净。

妊娠期及哺乳期皮肤科用药

附表 3-1　妊娠期及哺乳期皮肤科用药

药物	TGA 妊娠期用药分类[①]	哺乳期可用性[②]
阿昔洛韦	B3	可用
阿达帕林	D	慎用，相关资料不足
阿苯达唑	D	可用
α-羟酸	未归类	可用
水合氯化铝	未归类	可用
六水合氯化铝	未归类	可用
壬二酸	B1	可用
过氧苯甲酰	未归类	可用
苯甲酸苄酯	B2	慎用，相关资料不足；首选扑灭司林
安息香酊	未归类	禁用，相关资料不足；禁用于乳头区
倍他米松	A	可用
联苯苄唑	B3	慎用，相关资料不足
硼酸	未归类	禁用
酒石酸溴莫尼定	B3	外用，可用
卡泊三醇	B1	慎用，相关资料不足
头孢氨苄	A	可用；可致婴儿腹泻

药物	TGA 妊娠期用药分类①	哺乳期可用性②
西替利嗪	B2	慎用，相关资料不足
氯己定	A	可用
克拉霉素	B3	可用；可致婴儿腹泻
克林霉素	A	可用；可致婴儿腹泻
丙酸氯倍他索	未归类	可用，在哺乳前去除乳头区剩余药物
可乐定	B3	慎用，相关资料不足；可能抑制泌乳
克霉唑	A	可用
克罗米通	B2	可用
赛庚啶	A	慎用，相关资料不足；可能抑制泌乳
醋酸环丙孕酮	每日 2mg：B3③ 每日 10mg 或更大剂量：D	禁用
氨苯砜	B2	慎用，相关资料不足；监测是否溶血，葡萄糖-6-磷酸脱氢酶缺乏症婴儿禁用
地氯雷他定	B1	可用
去氧孕烯	B3	禁用；与雌激素合用可能抑制泌乳
地奈德	B3	慎用，相关资料不足
右氯苯那敏	A	可用；观察婴儿的兴奋性及其对睡眠的干扰
双氯西林	B2	可用；可致婴儿腹泻
多塞平	C	禁用；首选其他三环类抗抑郁药
多西环素	D④	如果无其他合适的替换药物则短期可用（如 10 天）；可致婴儿腹泻
屈螺酮	B3	禁用；与雌激素合用可抑制乳

治疗指南：皮肤病分册

220

药物	TGA妊娠期用药分类①	哺乳期可用性②
益康唑	A	可用
红霉素	系统使用：A⑤ 外用：A	系统使用：可用；可致婴儿腹泻 外用：可用
炔雌醇	B3	禁用；可抑制泌乳
泛昔洛韦	B1	慎用，相关资料不足
非索非那定	B2	可用
非那雄胺	X	不适用于妇女
氟氯西林	B1	可用；可致婴儿腹泻
氟康唑	D	可用
氟尿嘧啶	D	系统使用：避免 外用：慎用
叶酸	A	可用
夫西地酸钠	C	可用；可致婴儿腹泻
孕二烯酮	B3	禁用；与雌激素合用会抑制泌乳
灰黄霉素	B3	禁用，相关资料不足
氢化可的松	A	可用
氢醌	未归类	禁用，相关资料不足
鱼石脂	未归类	可用
咪喹莫特	B1	可用
英吉丁酯	B3	可用；在治疗6h之内避免婴儿接触被治疗部位
伊曲康唑	B3	禁用，相关资料不足
伊维菌素	B3	可用
酮康唑	系统使用：B3 外用：B3	系统使用：慎用，相关资料不足 外用：可用

続表

药物	TGA 妊娠期用药分类[①]	哺乳期可用性[②]
左西替利嗪	B2	慎用，相关资料不足
利多卡因	A	可用
氯雷他定	B1	可用
马拉硫磷	B2	慎用，相关资料不足
甲氨蝶呤	D	禁用
醋丙甲泼尼龙	外用：C	外用：可用
甲硝唑	系统使用：B2 外用：B2	系统使用：可用；可致婴儿腹泻。避免单次剂量过高 外用：可用
咪康唑	A	可用
米诺环素	D[④]	禁用；长期应用可能导致婴儿牙齿着色
米诺地尔	系统使用：C 外用：C	系统使用：慎用，相关资料不足 外用：可用
糠酸莫米松	B3	可用
莫匹罗星	B1	可用
硝苯地平	C	可用
制霉菌素	A	可用
扑灭司林	B2	可用
非尼拉敏	A	可用；观察婴儿的兴奋性及其对睡眠的干扰
吡美莫司	B3	慎用，相关资料不足；乳房处避免使用
胡椒基丁醚	B3	可用
聚维酮碘	未归类（不推荐使用）	禁用；可能干扰婴儿甲状腺功能

治疗指南：皮肤病分册

药物	TGA 妊娠期用药分类①	哺乳期可用性②
泼尼松龙	A	可用
泼尼松	A	可用
异丙嗪	C	可用：观察婴儿的兴奋性及其对睡眠的干扰
普萘洛尔	C⑥	可用
除虫菊酯	B2	可用
雷尼替丁	B1	可用
水杨酸	未归类	可用
硫化硒	未归类	可用
螺内酯	B3③	可用
硫黄	外用：未归类	外用：可用
焦油	未归类	可用：禁用于乳房处
特比萘芬	系统使用：B1 外用：B1	系统使用：禁用，相关资料不足 外用：慎用，相关资料不足；禁用于乳房处
维A酸	外用：D	外用：禁用
曲安奈德	系统使用：A 吸入：B3 外用：A	系统使用：可用 吸入：可用 外用：可用
异丁嗪	C	可用：观察婴儿的兴奋性及其对睡眠的干扰
甲氧嘧啶＋磺胺甲噁唑	C	如果新生儿是健康的则可用； 如果是早产儿，患病或有黄疸应慎用；如果患儿患有葡萄糖-6-磷酸脱氢酸缺乏症，则禁用
尿素	外用：未归类	外用：可用

药物	TGA 妊娠期用药分类[①]	哺乳期可用性[②]
伐昔洛韦	B3	可用
氧化锌	未归类	可用

① TGA 妊娠期用药分类来自 TGA 官网（www.tga.gov.au/prescribing-medicines-pregnancy-database）妊娠期处方药数据库。见第216页中分类的说明。

② 哺乳期可用性的定义：

• 可用：有足够的可获得的资料显示对母乳喂养的婴儿一个可以接受的相对低的婴儿剂量和／或无明显的血药浓度和／或无不良反应；

• 慎用：无足够的资料显示对母乳喂养的婴儿相对低的婴儿剂量和／或明显的血药浓度和／或无不良反应；

• 禁用，相关资料不足：缺乏有关在母乳喂养的婴儿中药物进入母乳中或在血药浓度中有显示或存在不良反应的数据；

• 禁用：有报道在接触药物的婴儿中显示明显的血药浓度或在母乳喂养的婴儿中存在不良反应或从分子特性中能预见到。

③ 抗雄激素类药物有潜在的导致男性胎儿女性化的可能，在妊娠期避免使用。

④ 在妊娠期初期的18周内服用四环素是安全的（受孕后16周），此后可引起婴儿牙齿的形成及牙齿变色。

⑤ 一项观察性研究报道在妊娠早期接触含有红霉素的药物会有心血管畸形，然而，其他近期研究未再发现这种结果。

⑥ 早期报道的在妊娠期应用β受体阻滞药的妇女中，尤其应用普萘洛尔治疗的患者的妊娠结果描述了较高的胎儿生长受限的发生率，这似乎是此类药物被划归为 C 类的依据。由于这些发现并非来自于随机研究，而是依据患有相关疾病的妇女伴发增高的宫内胎儿生长受限和死亡的比率这种临床现象得出的结论，不可能确定这种被描述的妊娠结果是由于药物治疗还是由于这种药物治疗的疾病本身所致。随后的证据显示，在服用阿替洛尔治疗高血压的孕妇中有胎儿生长受限，而用β受体阻滞药、氧烯洛尔治疗的孕妇胎儿生长较甲基多巴治疗的孕妇好，这归结于此药物内在的固有的拟交感活性。在妊娠期中应用广泛的治疗高血压的β受体阻滞药未发现有其他的胎儿或新生儿问题。

索引

索引

内 容 提 要

　　《治疗指南》丛书由澳大利亚治疗指南有限公司组织编写，国内相关领域的学者、专家翻译。本丛书在国际治疗指南领域中影响较大，主要提供了相关疾病诊断的定位指导，并阐述了简洁、切实可行的治疗方案，是一套简明实用的临床治疗指南。《治疗指南》中译本共14册，各分册内容在诊断、治疗方面各有呼应，可作为临床医师工作中的必备参考读物。

　　《皮肤病分册》（原著第4版）介绍了人体皮肤器官的主要疾病，涉及皮肤损害的形态学表现、皮肤病的鉴别诊断和病理检查、临床治疗的相关问题，并主要阐述了常见皮肤疾病的治疗方法，以及常用药物和使用方法、药物的选择和不良反应等。本书内容丰富翔实，突出了新颖性和实用性，既可作为皮肤科医师的理想参考用书，也可供临床医师、全科医师、社区医师、实习进修医师等参阅。